會縮短壽命的白色食品

～醣類過多是老化・疾病的根源～

砂糖、白米、烏龍麵、吐司麵包、零食等**白色食品**會導致「醣類過多」，讓血糖快速上升，使蛋白質糖化變成**AGE（糖化終產物）**。

↓

AGE是茶褐色的氧化物質，會附著在腦和血管上，引發老化、失智症及其他各種疾病！

醣會與蛋白質結合變成AGE！

6片裝的吐司麵包，1片就含有9顆方糖！

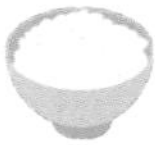

1碗白飯就含有17顆方糖！（會因碗的大小而有些許誤差）

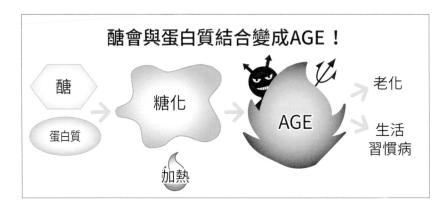

1罐可樂就含有10顆方糖！

不容易致癌的綠色食品

植物會因為紫外線而不停氧化，為了保護自己避免氧化，才製造出抗氧化物質多酚（兒茶素）。

↓

攝取多酚可以降低50%罹患癌症、腦梗塞、失智症的風險。

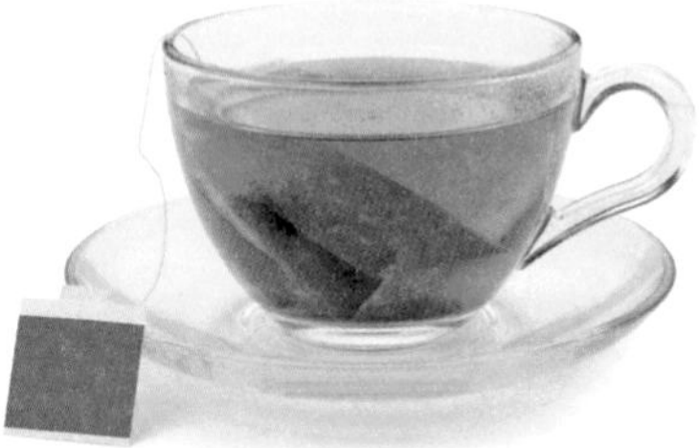

紅茶

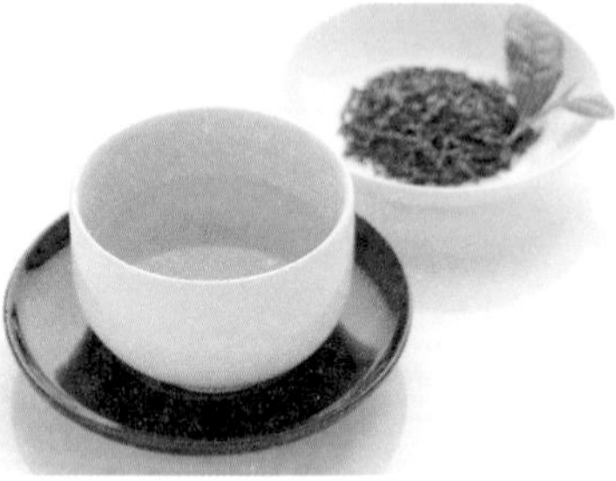

日本茶

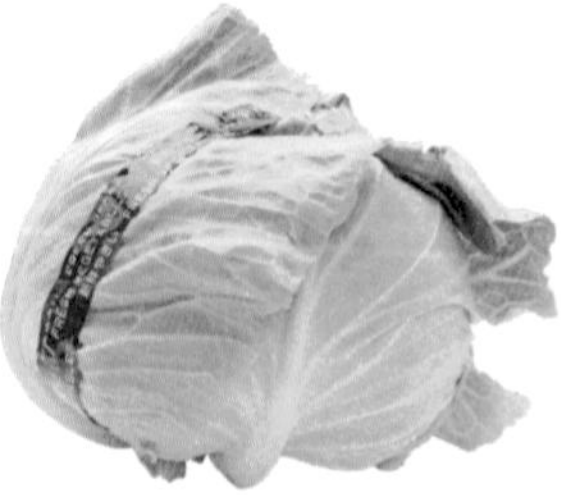

高麗菜

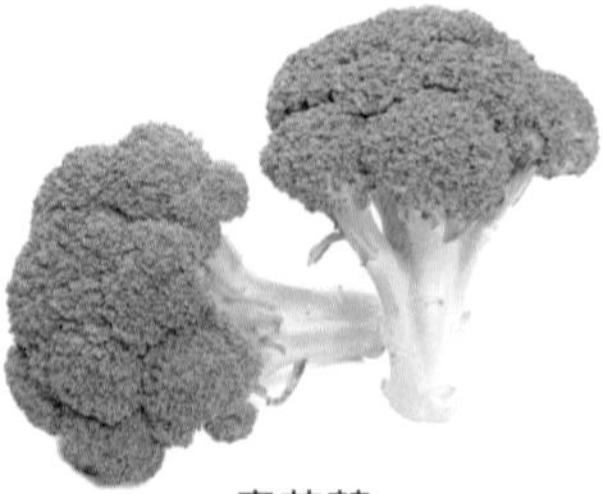

青花菜

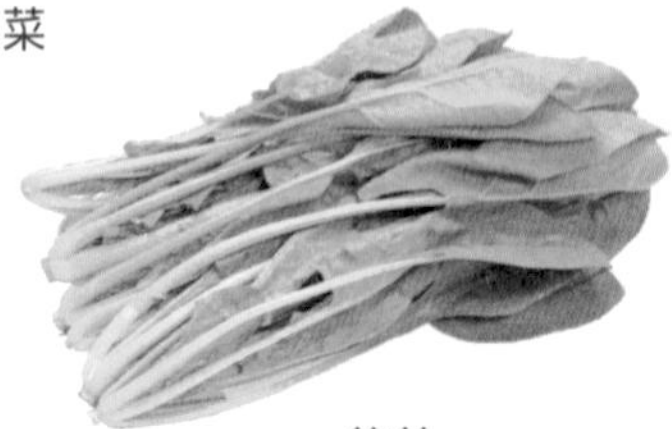

菠菜

不容易抑鬱的褐色食品

可治療憂鬱症的血清素是由色胺酸製造而成。
色胺酸要變換成血清素，需要有菸鹼素、維生素B6、鋅、鎂等營養素。

要多吃富含色胺酸的胚芽米、大豆、鰹魚，以及富含鋅的牡蠣和蛤蠣。

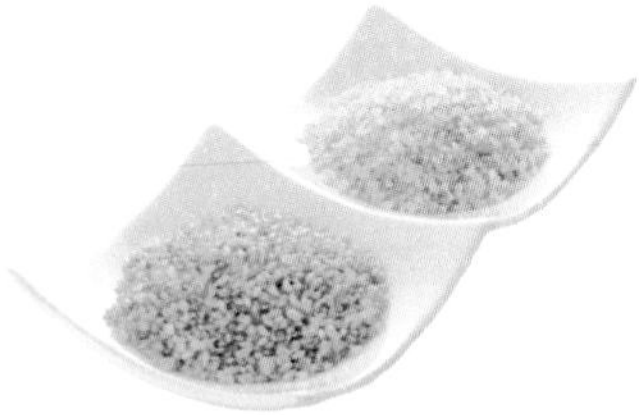
糙米・胚芽米

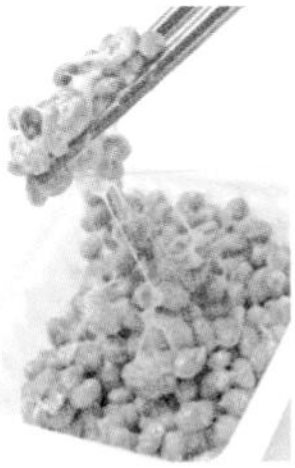
納豆

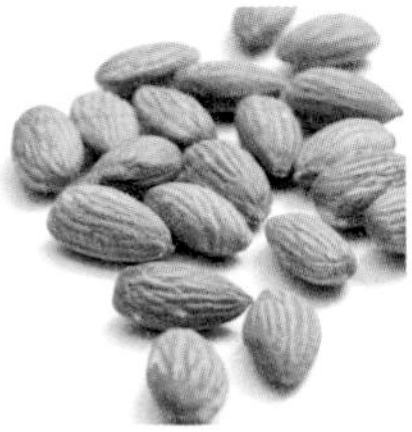
杏仁

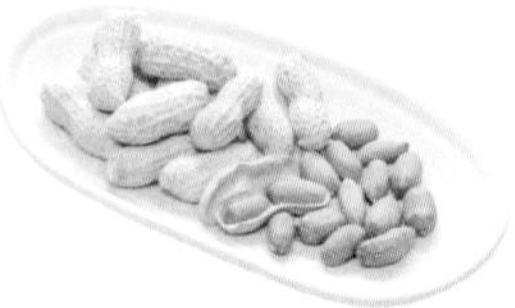
花生

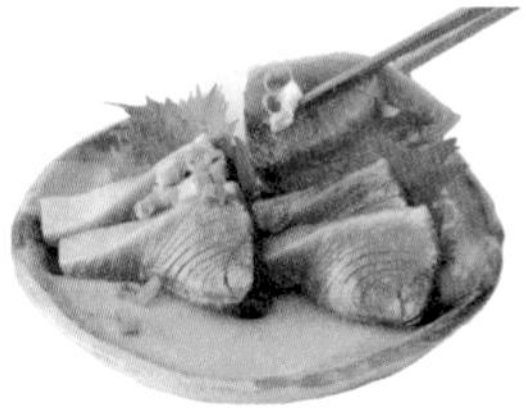
鰹魚生魚片

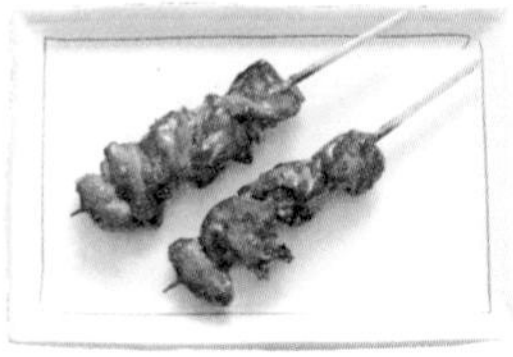
烤雞肝串

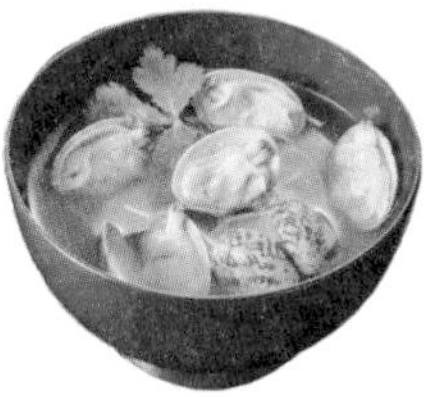
蛤蠣

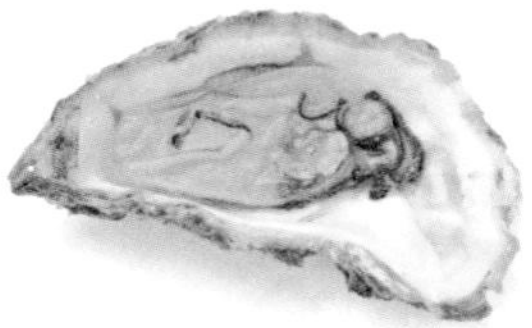
牡蠣

不易心肌梗塞、腦梗塞的黃色食品

多攝取優質的油脂ω-3脂肪酸和橄欖油，有助於預防心肌梗塞和腦梗塞。

↓

膽固醇作為製造荷爾蒙的重要材料，是非常重要的營養素。氧化的膽固醇會引起動脈硬化，不過只要攝取其他的抗氧化食品就萬無一失！

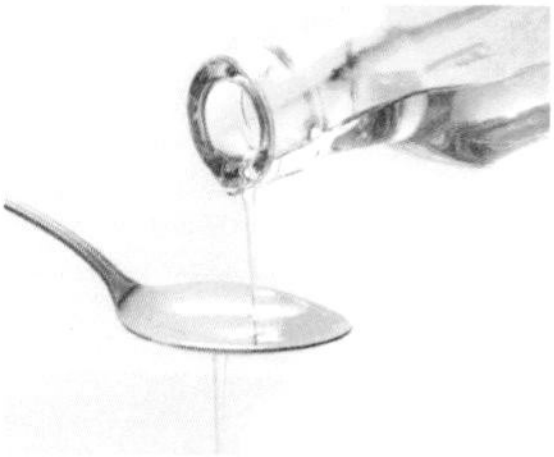

亞麻仁油

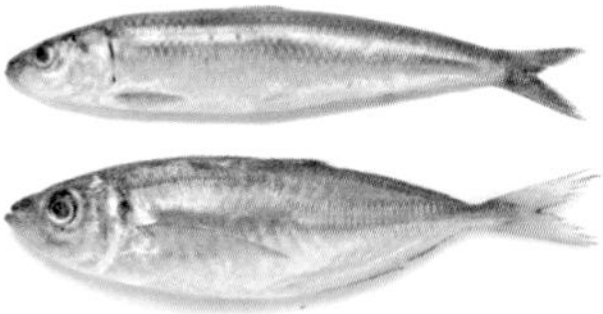

青花魚類
（竹筴魚、鯖魚、沙丁魚等）

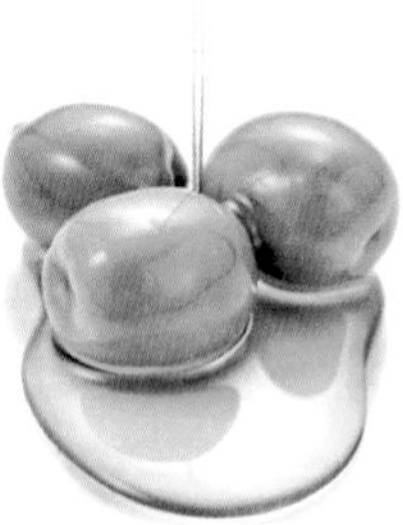

橄欖

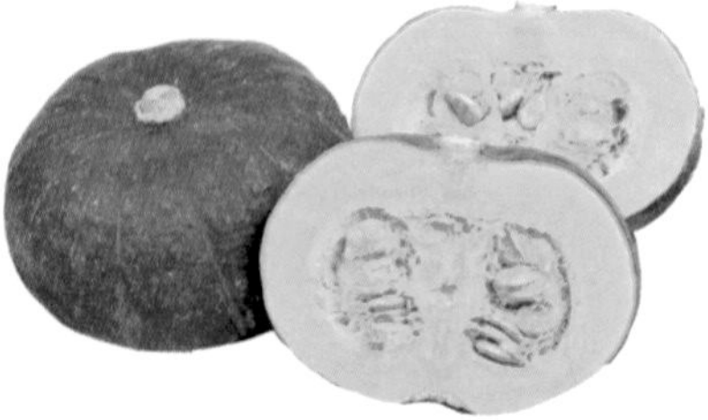

南瓜

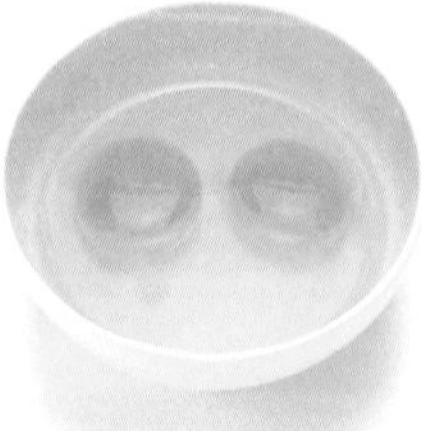

雞蛋

不易罹患骨質疏鬆症的
紅、橙色食品

骨骼是由鋼筋（骨質）的部分與混凝土（骨礦物質）的部分構成。即使攝取鈣和維生素D、K、A補強混凝土的部分，要是鋼筋的部分太脆弱，還是會骨折。

鋼筋的部分要補充「膠質」（蛋白質），還需要充足的維生素C和鐵！

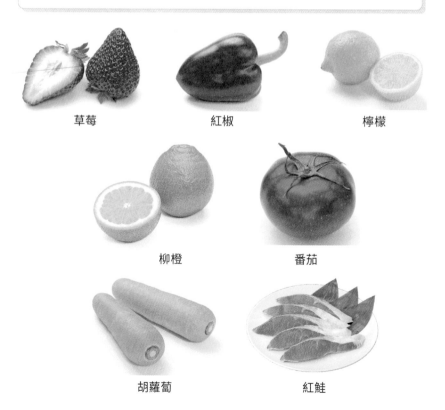

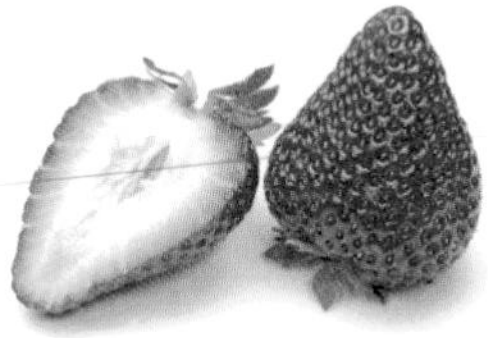
草莓

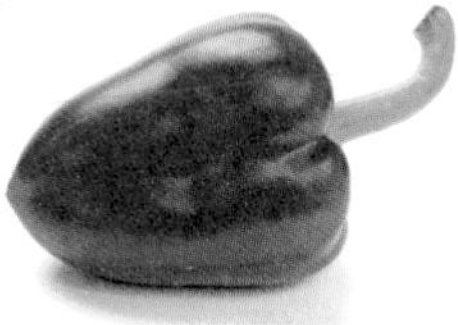
紅椒

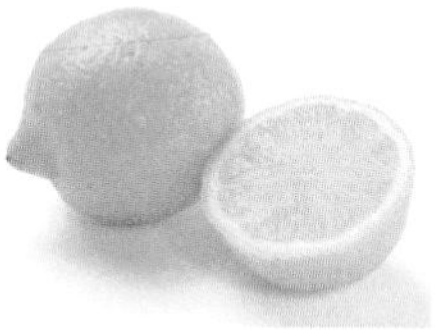
檸檬

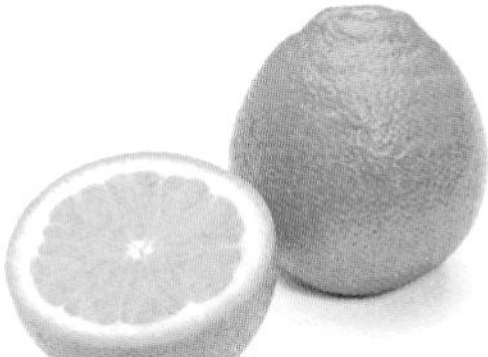
柳橙

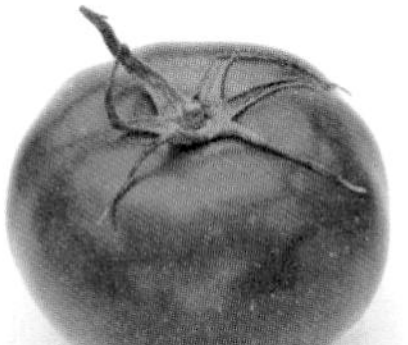
番茄

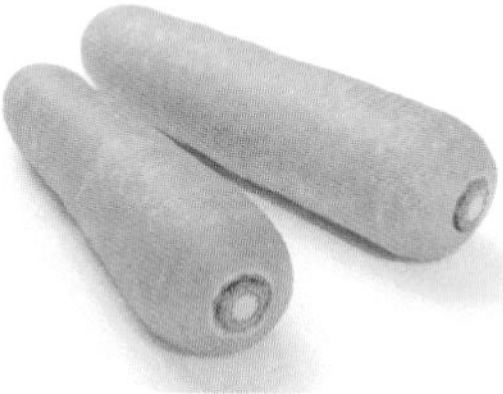
胡蘿蔔

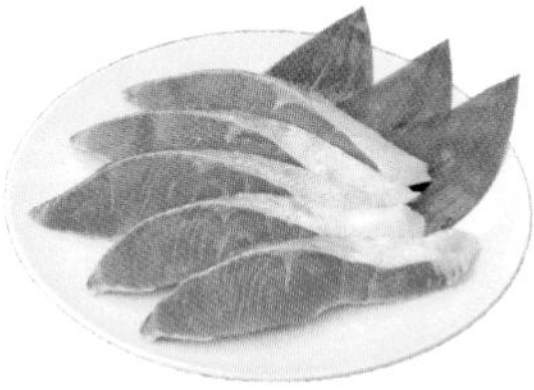
紅鮭

可以活到呷百歲的紫、黑色食品

紫色的花色素苷、黑色的芝麻素、深褐色的可可多酚都具有強大的抗氧化作用。

↓

抗老化效果超強！

藍莓

紫薯

紫高麗菜

黑葡萄

紅葡萄

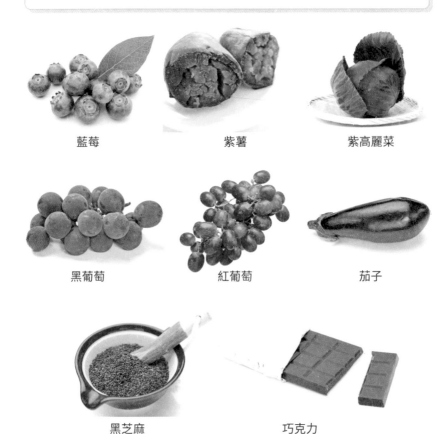

茄子

黑芝麻

巧克力

西式菜色

早餐

水果、優格

優格	（改善腸道細菌．提高免疫力）
香蕉1根	（補充維生素．礦物質．醣類）
藍莓或葡萄乾	（紓緩眼睛疲勞）
大豆卵磷脂半包	（修護大腦）
亞麻仁油2小匙	（補充ω–3脂肪酸）
西印度櫻桃汁（10%）1杯	（維生素C是檸檬的17倍）

午餐

炸牡蠣

用米糠油油炸	（最耐高溫、不易氧化的油）
牡蠣	（鋅可改善禿頭並補充精力）
檸檬汁	（提高鋅的吸收率）
高麗菜	（預防胃脹．胃潰瘍．肺癌）

沙拉

水煮蛋	（完全營養食品）
番茄	（抗氧化作用是檸檬的3700倍）
萵苣	（預防便祕．肥胖）
胚芽米 半碗	（消除疲勞、預防憂鬱．自律神經失調）
紅茶1～2杯	（預防卵巢癌．流行性感冒）

晚餐

豬排

豬肉	（消除疲勞、增強體力）
大蒜	（消除疲勞、預防癌症）
橄欖油	（耐高溫的油．有抗氧化作用）

燙青菜

青花菜	（預防胃潰瘍．肺癌）
胡蘿蔔	（保護眼睛．皮膚．血管，預防老化）
紅椒	（維生素A、C、E有抗氧化作用）
紫薯	（有清血液效果）

日式菜色

早餐

香煎紅鮭1片（消除疲勞、預防骨質疏鬆症．憂鬱症）
納豆（預防血栓．老化．骨質疏鬆症）
日式燙菠菜（撒芝麻）
　菠菜（預防白內障．貧血）
　芝麻（預防老化．宿醉）
海帶芽味噌湯1碗
　海帶芽（預防便祕．憂鬱．小腿抽筋）
　味噌（消除疲勞、預防憂鬱．乳癌．高血壓）
胚芽米半碗（消除疲勞、預防憂鬱．自律神經失調）
綠茶1～2杯（預防腦梗塞．胃癌．攝護腺癌）

午餐

味噌鯖魚
　鯖魚（有ω–3脂肪酸、預防動脈硬化）
　蔥（促進血液循環、提高免疫力）
　味噌（消除疲勞、預防憂鬱．乳癌．高血壓）
蛤蠣味噌湯
　蛤蠣（鐵質可預防貧血，鋅可以抗憂鬱）
胚芽米半碗（消除疲勞、預防憂鬱．自律神經失調）
綠茶1～2杯（預防腦梗塞．胃癌．攝護腺癌）

晚餐

南瓜餺飥（健康長壽男性第1名的山梨縣鄉土料理）
　餺飥麵（可用烏龍麵代替）（補充醣類）
　豬肉（維生素B1可將醣類轉換成能量）
　南瓜（維生素ACE可提高免疫力）
　馬鈴薯（維生素C可預防感冒、便祕）
　胡蘿蔔（保護眼睛．皮膚．血管，預防老化）
　鴻喜菇（提高免疫力）
　蔥（促進血液循環、提高免疫力）
　味噌（預防老化．動脈硬化）
烤雞肝1～2串（補充維生素．礦物質、消除疲勞）

用七色飲食打造
不生病的身體

醫學博士親身實證！一週有感，兩週變健康！

刑部恒男 著● 陳聖怡 譯

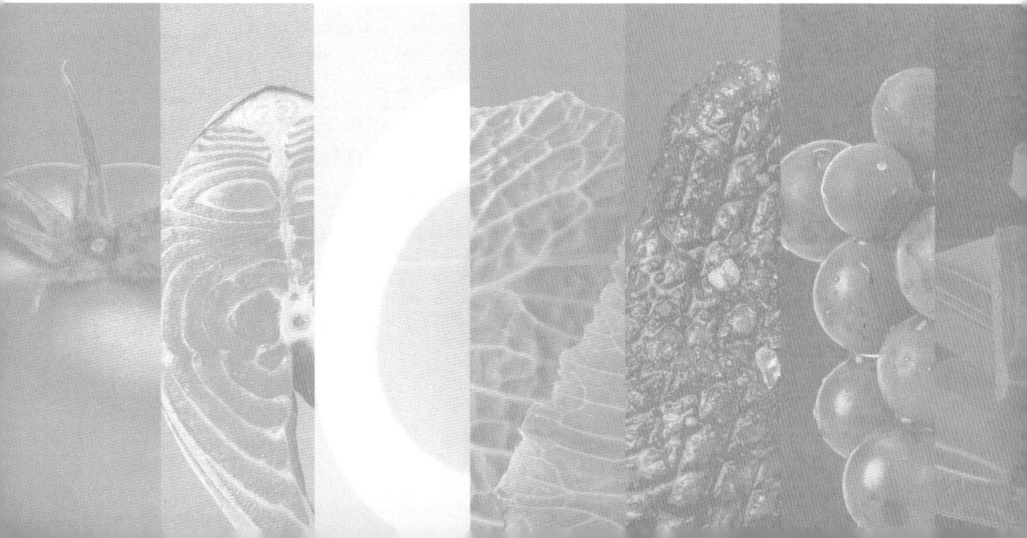

【前言】

「七色」的食物可以抗老化、打造健康的身心

「最近總覺得好容易累。」

「年輕時熬夜不睡也沒關係，但現在熬夜的話，隔天會完蛋。」

「老花眼越來越嚴重，白頭髮也變多了。」

「早起很痛苦。」

人類會持續成長到20歲左右，之後就會開始逐漸衰退。尤其是到了50歲、60歲這個「階段」，體力會明顯衰弱到讓你覺得身體在跟你開玩笑。一旦到了這個時期，血壓很容易飆高，內臟也會動不動出問題。

當然情況因人而異，不過前面提到的那些狀況，大約會從50歲左右開始出現。如果是沒有持續到健身房之類的地方定期運動的人，肌力就會逐漸衰退，光是這樣就很容易感到疲累。

心肌梗塞和腦梗塞，主要也是因為「血管」老化才會發生。

老化從某種程度來說是無可避免的事。人光是一到50歲左右，或多或少都會覺得自己「已經不年輕了」，開始對老化有所「體會」。

既然如此，那只要延緩衰老的速度就可以了。

雖然心裡很清楚「靠生活習慣（飲食和運動）就能治病」……

當你看到本書的書名時，會聯想到：「哦，那就是指黃綠色蔬菜嘛。」這代表你的觀念還差了一點點。

黃綠色蔬菜的確有益身體，但若是無法說出胡蘿蔔對哪些疾病有效，或是舉出其他例子的話，那跟不明不白地胡亂吃藥沒有兩樣。

如果你覺得「又不是吃了就能立即見效」，這種想法並不正確。

雖然食物確實不是一吃見效的特效藥，但是，只要持續吃上一週，就會開始出現明顯的效果，身為醫師的我可以拍胸脯為大家保證。

只要生活規律、不暴飲暴食、保持適度的運動和睡眠，人就不容易生病。話雖如此，還是很多人覺得「這難度太高了……」繼續過著虐待身體的不規律生活、缺乏運動，所以才會生病。

人類的身體原本就具有「抵抗力」和「免疫力」，這些都是保護身體不受外敵（病毒）侵略的能力，但只要生活習慣一混亂，就會陷入「容易生病」的狀態。最恐怖的莫過於「生活型態疾病」，它會讓人三不五時感冒，腸胃狀態也不好。在這本書裡，會從「食」的觀點來看，「如何打造不易生病的體質」。

根據我長年的經驗，我親身體會到「七色的食物對人類才有好處」。這不只是單純的個人感受，我還會從醫學上的觀點為大家解釋它究竟好在哪裡。

胡蘿蔔、番茄、薑、大豆、青椒、青花魚類（鯖魚之類）、紅鮭、雞肝……以前只有漢方中藥的古代人，都是靠著均衡攝取這些食物來預防疾病入侵身體，這是一種生活的智慧。

而且，他們還有「食物對應疾病」的理論，例如預防「癌症」的食物、抗「憂鬱」的食物等，本書都會有詳細的說明。

治病需要藥物，但光靠藥物無法根治疾病，只是因為藥品可以一吃見效，所以總是讓人忍不住想依賴「藥物」治療。

接下來我要談的，就是「不過度依賴藥物的健康法」。

不論是什麼藥，多多少少都會產生副作用。就連市售的成藥，外盒也都會密密麻麻地寫著要用放大鏡才能看清楚的副作用。

說得極端一點，藥這種東西就是「吃了可以治頭痛，卻可能搞壞腸胃」。有時候醫院開止痛藥時，也會一併附上胃藥，這就是因爲止痛藥有破壞胃壁的副作用。其他藥物也同樣有副作用，只是程度上的差別而已。

還有，藥盒上也會註明「不宜長期服用」。倘若太常吃藥，會讓原本一顆就見效的藥品，變成必須繼續吃第二、第三顆才會生效。

藥品可以按照醫師的指示每天服用，但如果是市售的胃藥，經常服用絕對不是什麼好事。所以，我會將藥品數量減到最少，並充分考慮副作用再開立處方。

從外科醫師成為綜合臨床醫師的我才有資格說的事

我原本是一名外科醫師。

我畢業於北里柴三郎老師創立的東京北里大學醫學系，進入北里大學醫院外科就職，後來爲了學習腎臟、肝臟、胰臟移植外科技術，而遠赴美國匹茲堡大學醫學中心留學，歸國後以腎臟移植外科爲專業，執行過多次移植手術。

我還有一段時期，曾在北里急救中心（ＥＲ）擔任外科講師指導學生。

總之，我的日子過得很忙碌。內臟移植和ＥＲ只要一個誤判，就會造成病患的生命危險，「絕不允許失敗」的壓力令我身心俱疲，到了40歲以後，才終於下定決心移居到現在所在的富山縣高岡市，開設私人診所。

我是因爲嚮往漫畫《怪醫黑傑克》才會立志進入外科。外科醫師是非常有價值的工作，用心肺復甦術、緊急手術救回因心肺停止而被送進醫院的病患，看著他們最後平安出院，這樣的日子曾令我感到無比充實，然而在醫療現場也經歷過各種內心的糾葛。

我看過許多因心肺復甦術無效而死去的人，即使做了腫瘤摘除手術徹底去除病灶、日後卻又復發而身亡的人，移植腎臟後卻產生排斥反應而導致功能不全、只能繼續洗腎的病人。

除了充實的日子以外，我也走過許多深受無力感折磨的日子。

透過這些臨床經驗，我體會到「我想在人類最後的堡壘，也就是動手術的前一個階段，先設法根治疾病。我想預防疾病發生」，於是我才選擇踏上內科·小兒科——即綜合臨床醫學的道路。

大學醫院和大型醫院，可以由各科的專業醫師合作治療重病患者；但偏遠地區的臨床醫師無法如此。

TOMOE診所的院長是我，院內並沒有其他醫師，一旦我生了病，診所也會關門大吉，所以我本身非常注重健康，而且會在用CT等醫療儀機判斷以前，先細心做好問診、觸診、叩診的工作。

綜合臨床醫師這份職業，必須在觀察病患的臉色、聆聽病患陳述的症狀後，大致推斷出疾病。

雖然我只是個小鎮的醫師，但我也曾見識過各種殘酷的救命急救現場。我擁有40年以上的臨床經驗，接觸過合計約20萬多名患者。

而且不只從事一般診療，我也會爲患者進行生活習慣指導、教授飲食療法、運動療法。因爲我認爲，「光靠藥物和手術，無法治癒疾病」。

藥品對人體而言無疑是「異物」，雖然在重病、緊急的場合下非用藥不可。但只要一覺得身體微恙就吃藥的話，很容易搞壞身體，因而我都會將處方的藥量控制在最小限度，否則會害病人漸漸變成「藥罐子」。

我的身體狀況曾經差到被醫師告知必須做全口假牙

不過，我一開始也非常辛苦。

看診讓我被病患傳染了各式各樣的疾病，有時候甚至搞不清楚到底誰才是眞正的病人。

診所開幕當時，我因爲異常忙碌的工作，導致頭上陸續冒出白髮，齒槽膿漏惡化後去看牙醫，還被醫師告誡要有做全口假牙的心理準備。

我根據自己過往的經驗，體會到光靠藥物無法完全治癒疾病。雖然講起來很囉唆，但規律的生活、均衡的飲食才能治癒疾病。

40多歲就開始滿頭白髮、得知可能要做全口假牙，這些事實迫使我徹底反省自己每天的生活習慣，我改變了飲食習慣，也開始持續每天運動。

結果，我的白髮根部轉黑了，最後白髮消失、恢復成一頭黑髮；當然，我的牙齒至今也還沒有裝過假牙。

改善生活習慣，讓現在已經70多歲的我，依然保持40多歲的「腦力」和健康的身體，其中的關鍵，就是「七色的食物有益身體」。

吃胡蘿蔔可以預防動脈硬化、癌症。

吃雞肝和鯖魚，可以增加活力。

檸檬有助於排出體內的氧化物質。

各種食物的效果都不盡相同，只要注重這些效果、持續吃上兩週的時間，身體狀況就會確實變好。

或許對於平常吃飯很隨便的人來說，要這樣持續兩週也很痛苦。況且太過用心構思菜色，也很勞心傷神。

總之，吃七色的食物就好了，請先從這種程度開始，而且先試著持續一個禮拜。應該就會有顯著的效果了。

如果無法「健康長壽」，人生多無趣

隨著醫學的進步，人們的平均壽命逐漸拉長；但也有不少人臥床不起、失智症越來越嚴重。倘若無法健康開朗地活著，那就只是過著「乏味的餘生」而已。

老年也能活力充沛的關鍵，就是盡早在40歲～60歲左右的階段，重新改善容易變調的生活習慣。

人在年輕時就算稍微胡搞瞎搞，也能很快恢復體力；不過一進入中高年以後，混亂的生活會害身體逐漸走下坡。

綠色的食品，可以減少50％癌症和失智症的風險；黃色的ω－3脂肪酸油脂，可以預防心肌梗塞、腦梗塞；攝取紅色的食品可以避免骨質疏鬆症；褐色的食品有助於抗憂鬱；紫、黑色的食品，可以讓人健康活到呷百歲。

反之，白米和砂糖這類白色的食物，卻會減少壽命。這些知識不單只是我個人的經驗，也有龐大的資料（請見書末）可以佐證解釋。

只要吃下去就能找回健康身體的「七色食物」，主要選擇的是豆腐、納豆這類不太需要複雜烹調的食品。功效會因調理方法而改變，所以書中也會介紹簡單的調理方法。

願各位都能過著健康的人生！

二〇二〇年六月　醫學博士　刑部恒男

CONTENT

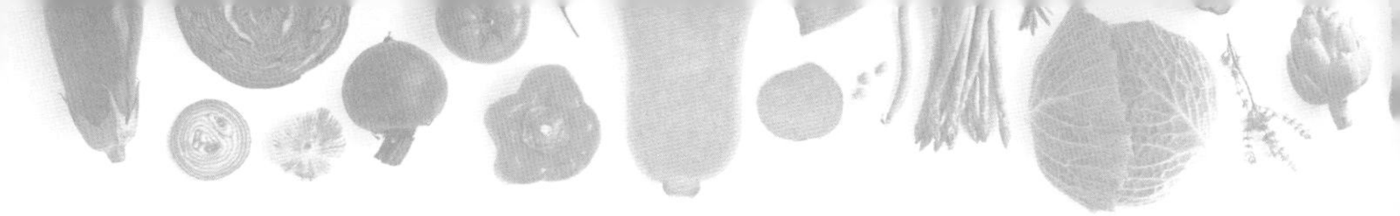

CONTENT

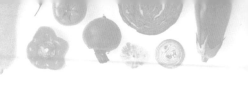

CONTENT

第2章／「褐色食物」可以抗憂鬱

CONTENT

CONTENT

第4章／「紅、橙色食物」可以預防骨質疏鬆症、肌膚老化、痛風

CONTENT

第5章／「紫、黑色食物」可以預防老化、消除疲勞

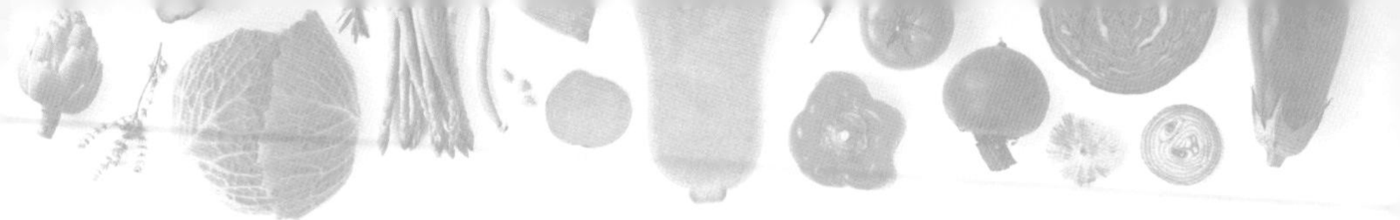

CONTENT

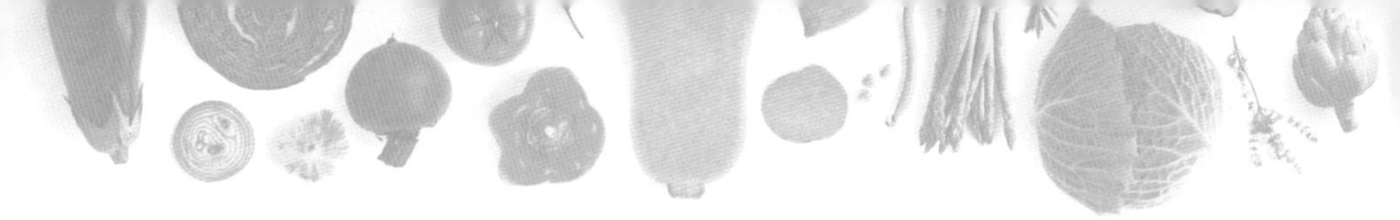

CONTENT

序章

「白色食物」會引發各種疾病

關鍵字是「氧化」「糖化」「發炎」。
只要控制這三種現象，保證會健康。

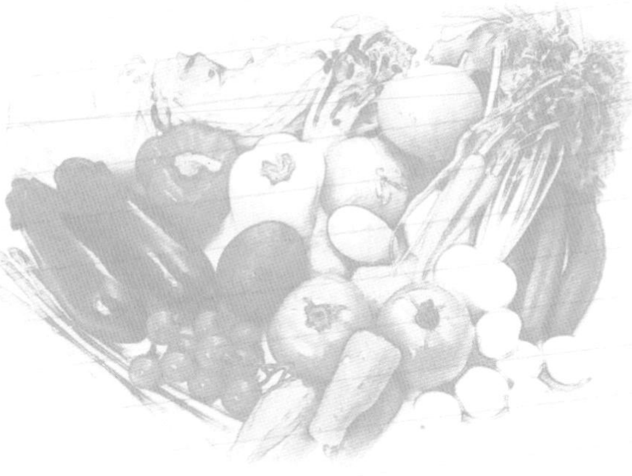

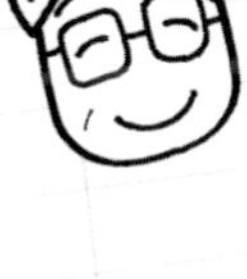

刑部醫師的「健康課程」上課了。

01 為什麼白色食物有害身體？

攝取太多「白色食物」會加速代謝症候群

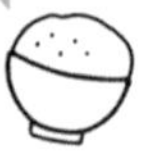

千萬不能有事就吃藥

這裡是北陸地區刑部醫師的診所。有位看起來臉色不佳、而且挺著啤酒肚的「太田先生」來診所掛號。

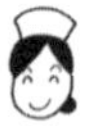

哎呀，太田先生！您又來了啊。不是十天前才來過嗎？我記得那時候您好像是有點拉肚子……

溫柔的護理師這麼說道。依照刑部醫師的方針，診所並不會開給患者止瀉藥，因爲腹瀉代表肚子裡的壞東西想要排出體外，就算再難受也要忍到它排乾淨爲止……

這就是醫師的作法。

大約十天前，太田先生因爲有點拉肚子而來到診所，醫師開給了他助消化的藥和整腸劑。根據他本人的說法，是因爲天婦羅太美味才忍不住吃多了，而且還喝了不少酒……

太田先生是現在所謂的「網路工作者」，另外也從事出版相關的工作，是從東京搬來北陸居住。

太田先生今年55歲，單身，差不多要到身體變差的年紀了。他雖然並不是只在東京工作，生活卻跟在大都市裡的人差不多，一樣不規律。

我又出現跟之前一樣的症狀，這次能不能只拿個藥就走……？

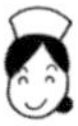
處方箋藥物只有醫師才能開，還是要請您先給醫師診察看看。

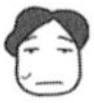
但我現在工作很忙，沒有時間啊……

碎碎唸個不停的太田先生，是這間診所的「常客」。這時，剛好看完上一位病人的刑部醫師出來了。

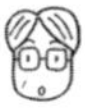
又出現跟之前一樣的症狀……？那還要經過我的診斷才算數。就算這樣，你也太依賴

藥物了，雖然先前開了腸胃藥給你，但你後來有避免暴飲暴食嗎？

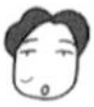
這……

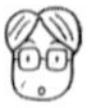
你要是繼續維持這種飲食生活，吃藥也沒用了。不僅如此，藥劑還得持續增量才會有效，副作用會更可怕。

話說回來，你一個月來診所報到好幾次，就代表你的身體已經破破爛爛的了。既然有空來看病，不如把時間拿去運動。

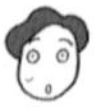
破……破破爛爛的!!

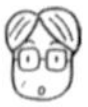
而且你的血壓偏高，肝功能也到極限了，血糖值很不妙，腸胃又弱……總之，藥效最輕的藥還能暫時控制症狀，但這只是在欺騙自己罷了。必須從根本開始改善體質才行。

話雖如此，但生活和體質的改善也需要時間，應該讓很多人嫌麻煩而懶得做吧，這種人往往一有症狀就會馬上吃藥。

只要改善飲食，兩週就能變健康

來藥物可以治療很多疾病，但只靠藥物萬萬不行，而且還會產生副作用。更何況，要是像太田先生一樣常常吃藥，遇到緊急時刻就不會有效了。即便是市售的簡單腸胃藥，雖然一開始會覺得「吃太飽時吞一點藥」很有效，但難保不會養成每餐飯後都吃藥的習慣。

當然，胃潰瘍這類疾病在完全治癒以前，必須遵照醫師的指示持續吃藥；但如果像太田先生一樣只是消化不良而已，長期吃藥會害腸胃失去原本的作用，讓身體變得依賴藥物。像安眠藥這種精神藥物，情況會更加嚴重，之後會變成不吃藥就睡不著了。

可是醫師，就算你說要改善生活習慣，但我的意志很薄弱，自制力又差……

反正你就先從這裡開始吧，下次診所午休時你再來一趟，我會教你兩週內改善這些症狀的飲食療法，保證有效。

兩週嗎？那真是太有口福……不，是太感謝了！

年輕人還有肌肉，肌肉會消耗能量，所以不容易發胖；但是像太田先生這樣年過

50、又沒有運動習慣的人，肌肉就會隨著年紀增長而減少，引發所謂的「代謝症候群」。

代謝症候群還會造成高血脂症、糖尿病、高血壓、動脈硬化、心肌梗塞、腦梗塞等各種不良的影響。

本書談的是「七色飲食的效果」，但同時也是爲了幫助大家「打造不易得到代謝症候群的體質」「擺脫代謝症候群」。

02

砂糖和白米會導致痴呆和老化!?

每天都吃的白米和砂糖，正是老化和大多數疾病的「元凶」

只要連續吃兩週七色就會變健康

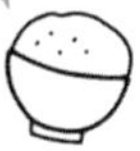

一週後，太田先生在診所的午休時間來訪。

醫師，麻煩你了。我今天可是帶著滿滿的期待過來了，因為你說可以讓我有口福……不對，是告訴我很有用的事……

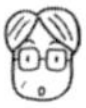哎，我怎麼覺得你的心態好像是要來買「只要吃1顆就能元氣百倍」之類的可疑保健食物啊？沒關係，我們就慢慢來吧。

話先說在前頭。

只要吃遍七種顏色的食物，就能預防和治療癌症、生活型態疾病、糖尿病、動脈硬化、高血壓、健忘症、失智症、憂鬱症、更年期障礙、骨質疏鬆症、腰痛、關節痛、大小便問題等各種疾病。

接下來我要說的，是七色飲食的好處在哪裡。只要持續這種飲食療法，兩週就會產生明顯的效果。它對絕大多數的病症都有效，但是人工色素可不行喔，只能吃天然食物。

這樣豈不是跟一吃見效差不多嗎？話說回來，無農藥的大紅色番茄看起來確實很好吃呢，不只好吃又對身體很好……

沒錯。不過，「白色」容易引發失智症、糖尿病、高血脂症、心肌梗塞、腦梗塞和癌症，建議盡量少吃。不過要這樣持續兩週也很辛苦喔，所以我接下來說的話，大前提都是「要持續兩週」。

好好好！可是，就算你說不要吃飯、不能吃甜食……但是白飯那麼好吃，而且疲勞的時候吃一顆糖就能恢復精神了欸。

所以我才說盡量不要吃。白飯很好吃，但不能一直都吃白飯。我不是說完全不能吃飯，而是建議改吃胚芽米。主要的問題還是在於砂糖。

砂糖裡所含的葡萄糖是腦部很重要的能量物質，但不能每次覺得累就隨手抓糖吃、補充糖分來提振精神。

糖果只不過是結塊的砂糖，根本沒有營養，而且還會導致血糖快速上升後又馬上變成低血糖。眞的很累的時候，偶爾吃一顆就好。

要是血糖値一直忽高忽低，就會產生「雲霄飛車現象」，變成只吃一顆糖也不夠，等到你察覺時，就已經有焦慮或憂鬱的症狀了。

與其吃糖果，不如吃一根香蕉就好。香蕉同樣含有糖分，營養又豐富，可以維持血糖穩定，又能補充維生素，我都會建議早上沒有食欲的人「至少吃一根香蕉」。

在辦公室工作時覺得嘴饞的話，可以吃2、3顆杏仁或花生就好。這樣可以避免攝取過多砂糖，而且營養豐富又能充飢。

沒有顏色的「白色食物」非常危險！

去除胚芽的米就是白米，胚芽中含有維生素B_1、γ－穀維素、GABA、菸鹼素、色胺酸等豐富的營養素。我從20多年前開始，就已經改用胚芽米作爲主食了。

能量飲料其實對身體不好

另外還有能量飲料，應該不少人早上起床後就先喝一瓶吧？喝完的確是會更有精神，但是這種一瓶幾十元的能量飲料，主要成分卻是糖、咖啡因、牛磺酸。有點累就喝碳酸飲料，裡面含糖，如果還添加了具有神經興奮效果的咖啡因、牛磺酸的話，當然會「感覺精神來了」。

這種飲料多少能夠趕走疲勞，但效果終歸只是暫時性的，證據就在於這些飲料大多數都會標示「一日一瓶，不宜長期飲用」，因爲它的作用就像是強心針一樣。那種包裝上寫著「早晨補充能量！」的果凍類食物，也都是滿滿的糖！

簡單來說就是糖分沒有好處嗎……

對，還有人因為能量飲料喝太多造成糖尿病惡化，所以要克制。正餐的分量也是，八分飽是最好的。

但我很喜歡甜食，不吃會很難受啊，為什麼不能吃糖呢？年輕時吃糖不是都沒事嗎？

年輕人的基礎代謝量高、活動能量十分活潑，所以可以徹底消耗糖分；但是上了年紀以後，無法消耗的多餘糖分就是毒藥了。

呃……不好意思，「基礎代謝」是什麼？

酒精會在肝臟分解，這種作用就是代謝。基礎代謝是指人在不運動也不活動身體的安靜狀態下，維持生命所需的最低限度能量，也就是最低程度的代謝。

靠運動提高肌力和心肺功能也是一種代謝作用，會消耗能量。運動會讓心臟和肺拚命活動，要是像某人一樣吃飽就躺下，心肺功能就會下降。

哎呀，你是說像我這種人……除了基礎代謝以外根本沒有消耗多少吧。

沒錯。肌肉會消耗代謝能量，但脂肪就只是「單純堆著」而已。年輕人的肌肉量也比較高，只要身體活動就會消耗能量，所以一天需要攝取三千卡路里以上；可是人到了老年肌肉量就會下降，不少人的基礎代謝都在一千五卡路里以下，就相當於一包洋芋片、一碗杯麵、幾個炸雞塊而已。

那多出來的不就……

會變成脂肪囤積在皮下和內臟喔，呵呵呵……

天啊！

當然人體還是需要適量的糖分，不過要是像年輕時那樣不節制，很快就會發胖、引起代謝症候群。**代謝症候群對健康來說，可是一點好處也沒有。**

在說明七色飲食的效果前，我先來簡單補充一下吧。

「AGE」是造成老化的壞物質

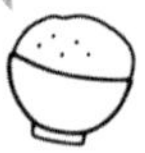

「糖分會透過血管輸送至全身。血液裡的糖——「血糖」要是太高，體內的蛋白質就會糖化，形成造成老化的物質「AGE」（糖化終產物）。[1]

那是什麼……？

太田先生，是不是糖分這個詞讓你聯想到類似白砂糖那樣的東西？

是啊，就是這樣。我知道血糖太高不好啦……但是有聽沒有懂。

那我還是仔細說明一下為什麼AGE會造成老化和疾病吧。

如果血液裡的糖分像白砂糖那樣粒粒分明的話倒還好，可是血糖一旦升高，糖分就會與體內的細胞和組織裡的蛋白質結合、產生讓身體發熱的「糖化反應」，變成像焦糖一樣黏稠的茶褐色「ＡＧＥ」。

如此一來，腦和血管就會像變質的橡皮筋一樣硬化、失去彈性。

就是像咖啡色的麥芽糖吧……

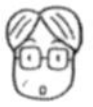
嗯，大概就是那種感覺。

倘若血糖持續升高，腦和血管就會快速老化，引發失智症、糖尿病、腎功能衰竭、失明、腦梗塞、心肌梗塞等，皮膚也會出現斑點和皺紋。ＡＧＥ正是造成老化的最主要原因。

糖尿病檢查中常說的HbA1c（糖化血紅蛋白），就是指血紅蛋白的糖化程度，可以直接檢測出老化的現象。但只要多吃七色的食物，就能改善這些問題。

七色食物加上規律的生活……這些都是基本。假使「不吃早餐、晚上熬夜」，那吃再多七色食物也無濟於事。

從第一章開始，我會談到「七色飲食」的好處，不過大家最好還是先了解「白色食物的可怕之處」。

03 年過50，「白色」就越來越危險

不只會造成「血糖值」上升，身體的器官和組織也會加速老化

「50歲」是糖尿病、猝死危險性大增的年齡

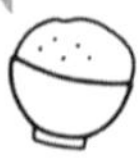

首先，我來簡單說明一下白色食物的壞處。

白色食物，例如砂糖之類的，是造成糖尿病、失智症、代謝症候群、高血脂症、脂肪肝、高血壓、心肌梗塞、腦梗塞、腦出血等生活型態疾病，以及癌症、老化的原因。

不健康的習慣造成的暴飲暴食、缺乏運動，長期下來就會使人處於高血糖狀態，導致糖尿病。

如此一來，全身的微血管會因爲「AGE」的老化現象而變得脆弱、造成「糖尿病微血管病變」，並引起各種併發症。像是「神經障礙」導致手腳麻痺或疼痛、「網

膜病變」導致失明，或是罹患「腎臟病」而需要洗腎。

唔，總之意思就是微血管會堵塞。那我有個疑問，糖尿病是不是糖分讓血液變得濃稠、形成「血栓」後堵塞血管才造成的？

有點不一樣，正確來說，原因不是血栓，而是血管本身失常。尤其是較細的血管會越來越脆弱，而且血管會快速老化。

所以才會連微血管也堵塞啊……

因此，50歲以後，基本上要先控制攝取白色食物，減少糖分。碳水化合物等醣類攝取過多，就會引發糖尿病。

零食造成的「失智症」的可怕程度與代謝症候群

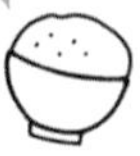

進入高齡化社會以後，失智症漸漸成爲無法忽視的問題。

要說健忘症和失智症最大的不同，就是健忘症會忘記上一餐吃了什麼，但至少還記得自己吃過飯；失智症則是連吃過飯的事實也會忘記。

不認得自己的孩子和孫子，很明顯就是失智症。失智症患者大多愛吃甜食，糖尿病也是導致失智症惡化的一大原因。

屬於白色食物的砂糖和碳水化合物最好要減量，才能預防失智症。❷

內臟脂肪分泌的恐怖激素是引發代謝症候群的元凶！

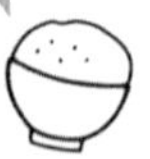

大家知道代謝症候群的真面目是什麼嗎？

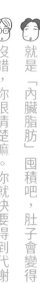

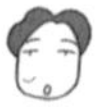
就是「內臟脂肪」囤積吧，肚子會變得圓滾滾……

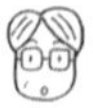
沒錯，你很清楚嘛。你就快要得到代謝症候群了。

代謝症候群的真面目，是「內臟脂肪細胞」分泌的惡質激素。

①挺著啤酒肚的人，雖然只是②中性脂肪高了一點、③血壓也偏高，但只要同時具備這三個危險因素，狹心症和心肌梗塞的病發率就是健康人士的三十一倍。

太田先生乍看之下只是有點胖，但是肚子卻圓滾滾，這就是脂肪附著在內臟周圍的標準「肥胖」。

Dr. 代謝症候群的可怕之處

營養過剩、缺乏運動

↓

內臟脂肪大量囤積！

↓

內臟脂肪分泌出惡質激素

腹部隆起

血壓偏高

中性脂肪稍高

↓

只要具備這三者，狹心症和心肌梗塞的病發率竟高達三十一倍！

剛才已經談過「基礎代謝」了吧。

基礎代謝當中，具有維持體溫功能的「肌肉」所消耗的能量最多，占了40％。身體一覺得冷就會開始發抖，這就是用肌肉保持體溫的反應。

肌肉越多，基礎代謝會越高。也就是說，運動最大的目的，並不是靠運動直接消耗能量，而是增加肌肉、提高基礎代謝，養成不易囤積無用脂肪的體質。

男性的腰圍在85公分以上（女性90公分以上）的肥胖、中性脂肪在150mm／dl以上、收縮壓在130mmHg以上……雖然這些數字分開來看都還好，但只要三者合計，狹心症和心肌梗塞的風險就會大幅提高。

「中性脂肪」和「收縮壓」是什麼……？

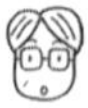
剛才提到的數字，是指啤酒肚裡的脂肪中多出來的「中性脂肪」在血液裡的含量。

我們在量血壓時，會出現130和80之類的數字對吧？比較高的數字代表心臟收縮時的「收縮壓」，是指血液從心臟輸送至全身的狀態；比較低的數字是代表血液回流至心臟時的「舒張壓」。

我聽說高的血壓超過130也沒關係，但低的血壓超過90就很危險了……

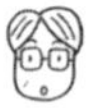
一點也沒錯。血管要是持續加壓到90以上，血管就會受損，必須設法降到80以下、讓血管放鬆。低血壓最好低於80，要同時觀察兩個數字的變化。

一般而言，人的皮膚下方有「皮下脂肪」，往下是肌肉，再往下則是內臟，附著在內臟上的就是內臟脂肪。

脂肪會分泌出良質激素，使血糖恢復正常、修復血管，利用血管擴張作用保護血管。但要是內臟脂肪累積太多，良質激素的分泌量就會減少，造成糖尿病和動脈硬化。

目前已經確內臟脂肪細胞會分泌出惡質激素，引發糖尿病，也會導致高血壓；不僅如此，它還會分泌出造成血栓的「PAI－1」（血漿蛋白原活化因子抑制物第一型），引起腦梗塞和心肌梗塞。

代謝症候群會像這樣引發骨牌效應，導致心肌梗塞或猝死。

在代謝症候群變成常見疾病以前，只要具備高血壓、高血脂症、糖尿病、肥胖這4個條件，引發猝死的可能性就會增加，號稱「死亡四重奏」。

少吃砂糖、零食、白米、麵包、麵條、義大利麵等碳水化合物的白色食物，充分攝取七色食物，即可預防代謝症候群。

年輕多吃糖沒關係，老年吃多就要命

上了年紀後，如果還像年輕時一樣以碳水化合物的餐點爲主，多餘的糖分就會變成AGE、加速促進老化，只會害人生病而已。

我已經明白年紀越大，減醣就越重要了。不過應該要減到什麼程度才好呢？

一餐的醣類建議控制在半碗飯、一片吐司麵包，或是半球麵的程度。減到平均醣類攝取量的一半即可，也就是「半醣餐」。

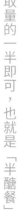

總覺得吃起來好空虛啊！

沒關係，慢慢調整就可以了，更何況整體的分量不需要減少。

醣類減半的同時，可以依喜好增加魚、肉、蛋、大豆製品、蔬菜、菇類、海藻類等食物。而且因爲醣類減半了，可以當作減肥餐。

最大的重點，是進食的順序。一開始先吃有顏色的蔬菜和海藻，先讓膳食纖維進入腸胃，消化吸收就會變慢，可以避免血糖快速上升；接著再吃主菜的魚或肉；放在最後吃的米飯不能狼吞虎嚥，細嚼慢嚥才能避免吃太多，又能得到充分的飽足感。

Dr. 先吃膳食纖維！

有顏色的蔬菜和海藻類

↓ 消化吸收會變慢

再吃主菜的魚或肉

↓

只要這樣吃就能減肥！

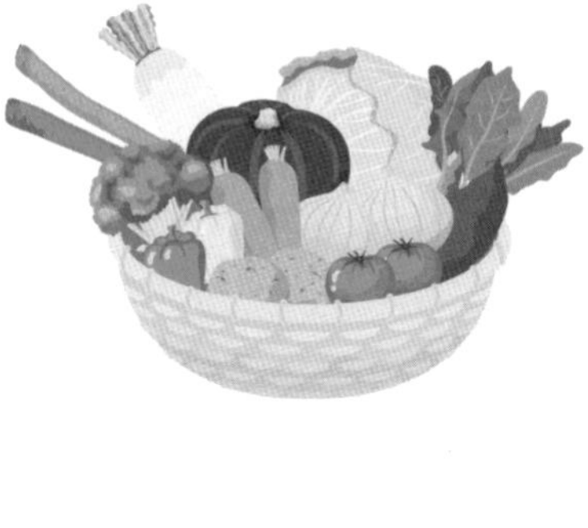

04 只要預防「氧化」，就能蛻變成「不生病的體質」

氧氣對人類很重要，但過多的氧會造成氧化，也就是「生鏽」

「氧化」會引發各種疾病

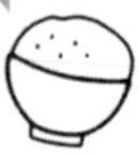

我們之所以會生病、老化，主要原因在於「氧化」，也就是身體生鏽。

問題就在這裡啦～剛剛我已經明白糖化就是像焦糖一樣，可是人需要吸氧氣才能活吧，那為什麼「氧化」對人體不好呢？

「吸氧氣過活」是沒有錯，但是有點不太一樣。「空氣」是由78%的氮、21%的氧、0.03%的二氧化碳、少於1%的其他氣體所組成。動植物在這樣的環境下才能以最佳狀態生存，所以氧氣太多或太少都會發生問題。我們常說的「缺氧」，就是指氧氣不足的狀態。

那氧化到底是……？

「氧」是動物維持生命的重要物質，但「氧」是非常不穩定、容易產生反應的物質，如果它產生不好的反應，就會對身體造成負面影響。

「氧」要是超出人體所需的分量，就會引發氧的負面反應「氧化」，讓我們的身體像是鋼鐵生鏽一樣變得容易生鏽。

話說回來，很多疾病、身體不適，幾乎都與氧化有關。鐵因爲空氣所含的氧而生出茶褐色的鏽斑，蘋果切開放久了以後也會變成茶褐色，這就是「氧化」。人類的細胞也會氧化、生病，逐漸老化下去。

未氧化的新鮮蘋果既美味又有益身體；但是當它氧化成茶褐色以後就會變難吃，也對身體不好。

同理，人的細胞需要氧才能作用，但是氧化就會造成不良的影響。這時要是氧越多，氧化的速度就越快。

空氣中的氧進入身體以後，會變成名叫「活氧」的物質。「活氧」就是造成身體氧化的原因。

活氧會引起「慢性發炎」

那麼，這裡就來說明會引起各種疾病的慢性發炎是如何形成的吧。

人在白天會因爲壓力引發缺血狀態，使組織受損。損傷處會有「白血球」聚集到傷口，生成活氧以便殺死細菌，進而引起發炎，被殺死的細菌則由白血球吞噬處理乾淨。

提到「傷口」，你是不是會聯想到割傷之類的外傷呢？

對，沒有錯！難道不是嗎？

你要把這裡所說的「傷口」，想像成身體各個部位的不適症狀。比方說拉肚子或嘔吐，這就是起因於胃炎和腸炎，肺炎和中耳炎也是一樣，腰痛也是關節或腰部發炎。

這麼說來，只要努力避免受傷，白血球就不會出現、生出活氧，人體也就不會氧化了，是這個意思嗎？

就是這樣。你只要理解到這個程度就夠了！

入夜後，免疫細胞的「肥大細胞」（mast cell）就會成爲主體，開始進行「傷口修復活動」。就和道路施工時用電鑽絞碎破損的部分一樣，肥大細胞會爲了處理異物而生成大量活氧，引起發炎並修復傷口。

人體就是以這種方式，在白天與外敵作戰時，以及夜晚處理異物時，都會產生發炎反應。要是睡眠時間太少，會導致白天形成的很多傷口無法及時修復，就這麼拖到下一個白天，同時也會引發所謂的自律神經失調。

如果連日沒有充足的睡眠和休養，修復過程中的發炎症狀就會持續燜燒、變成慢性發炎。❹

最具代表性的慢性發炎型疾病，就是氣喘、異位性皮膚炎、骨關節炎；原因不明的自體免疫性疾病橋本氏甲狀腺炎、結締組織疾病、風濕性關節炎也都是慢性發炎引起的疾病。

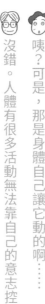

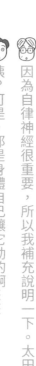

因為自律神經很重要，所以我補充說明一下。太田先生，你會想要「活動心臟」嗎？

咦？可是，那是身體自己讓它動的啊……

沒錯。人體有很多活動無法靠自己的意志控制，而是由身體自行控制。

因為是身體自己控制，所以才叫作「自律神經」啊！腸胃蠕動也是這樣來的吧？

是的。所以我們不會想著「來用胃消化吧」這種事，因為自律神經都會幫忙完成。但要是壓力太大、生活不規律、飲食混亂……這樣長期下來，自律神經就會失常。

Dr. 何謂慢性發炎？

日

壓力、不規律的生活
會催生出活氧，
造成發炎！

↓

夜

沒有充足的睡眠和營養，
傷口就無法修復完全，
使發炎慢性化！

↓

慢性胃炎、慢性腸炎、
氣喘、異位性皮膚炎etc.

修復發炎
也是自律神經的工作

修復發炎也是自律神經的工作，但是飲食太過隨便，自律神經就無法好好運作，腸胃發炎也就不容易治好了。

總而言之，腦梗塞、心肌梗塞、代謝症候群、糖尿病、失智症也都與慢性發炎有關。想要預防慢性發炎，就別讓當天修復傷口的工作拖到隔天早上。因此最重要的就是充足的睡眠和休養。

「慢性發炎」會使人處於「身體常常不好」的狀態

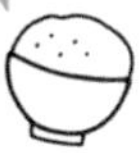

太田先生就是典型的慢性發炎，經常腹瀉，代表腸胃總是處於發炎的狀態，只靠藥物不可能治好。

這畢竟不是食物中毒，只是腸胃的運作缺乏活力。太田先生是在家工作，除了工作的影響以外，吃飯時間也不固定，早餐常常不吃。基本上，一天三餐要盡量在固定的時間吃完。

一般的上班族也是一樣，在這種狀態下根本不可能有「精神」，甚至還可能導致「憂鬱」。

我早上通常沒什麼胃口欸……

那可以喝杯蔬果汁，或是吃根香蕉也無妨，這些都有助於消化。

但是，水果也含有不少糖分，要多加注意。

只要不吃消夜，腸胃就會在夜間休息，爲消化早餐做準備。在這種狀態下，早餐有時吃、有時不吃，會導致胃酸分泌不正常；沒有充分消化的食物進入腸道，也會造成腸道負擔、引發腸炎，導致腹瀉和便祕。

腹瀉和便祕真的很讓人鬱卒呢。

既然你都這麼覺得了，那就不要依賴藥物，應該要改善飲食和生活習慣。在固定的時間進行消化活動，也是自律神經的工作。要是不吃早餐，胃沒有東西可以消化，就會不知如何是好、煩惱到底該不該分泌胃液……

可是我都有好好吃晚餐耶？

那可不行。太田先生總是喝酒又吃太飽，每天只睡2、3個小時，所以才會引發胃食道逆流，也會提高食道癌的風險。

胃和食道之間有個避免逆流的「瓣膜」，這裡的功能會隨著年齡增長而退化。年輕時還沒關係，但是一到了50、60歲以後，就要遵守「晚餐吃巧」的原則。

胃壁上都有一層屏障，可以保護自己不被強酸性的胃液溶解，只將食物消化成糊狀輸送至腸道，但食道的黏膜並沒有這層「屏障」，要是胃酸往上流，就會造成胃食道逆流。

吃太多打嗝時，會有少許胃液溢出食道，但一開始就不該吃到這麼飽，「八分飽」才是最好。

憂鬱好可怕！痔瘡、糞便失禁都會來

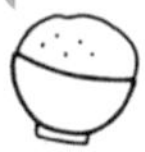

要是持續腹瀉和便祕，會有很高的機率得到「痔瘡」。

請把肛門當作一個功能完整的內臟。太田先生雖然還不到這種程度，但要是肛門功能變弱，糞便就會在不知不覺中漏出、造成「糞便失禁」。讓你本來只想放個屁，想不到卻連糞便都出來了。

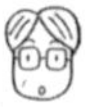

堆積在大腸裡的糞便，正常來說會逐漸推移到直腸，等到堆滿了以後，直腸壁就會產生感覺，將指令送到腦部。

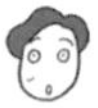
所以我們才會有「便意」啊……

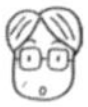
肛門括約肌是一種隨意肌，也就是我們想「收縮」它就能收縮的肌肉，因此我們可以忍耐便意到某種程度。但要是患有痔瘡或經常便祕，導致自律神經失調，這個傳導系統就無法順利運作了。

就算我們想縮緊肛門以免大便漏出來，除非平常就會做踮腳尖之類的運動來收縮肛門，否則括約肌還是會隨著年齡逐漸鬆弛。

人通常要過了60歲才會出現糞便失禁的症狀，但要是缺乏運動、肛門括約肌的「收縮」功能退化，50歲也有可能失禁。

細胞膜是靠不耐氧化的「不飽和脂肪酸」所構成

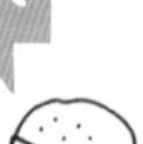

大家知道人類的細胞膜是由什麼構成的嗎？其實是「油脂」。

但是，包覆細胞的細胞膜是由一種不耐氧化的油脂「不飽和脂肪酸」所構成，後面我會再詳細說明。

活氧一旦生成，不飽和脂肪酸就會變成氧化的油，成爲「過氧化脂質」。

一旦產生過氧化脂質，氧化作用就會像倒下的骨牌一樣連續發生，細胞膜遭到破壞，細胞就會漸漸死亡。

較年長的人可能都曾經以爲植物性的人造奶油比動物性奶油更健康，而且還相信沙拉油非常健康……然而，植物油幾乎都是人工油脂，會造成異位性皮膚炎、花粉症、氣喘等過敏症狀。

膽固醇本身不可怕！可怕的是「氧化」

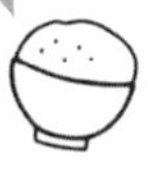

大家對油最大的誤解，就是把膽固醇當成壞蛋。

膽固醇就算再高，也不會引發動脈硬化，等到膽固醇「氧化」變質時，才會成爲引發動脈硬化的原因物質。也就是說，眞正的壞蛋是剛才提到的「氧化」。

那麼，要怎麼做才能減少氧化的影響呢……？

這種時候就要吃七色的食物了……！

你說對了！「抗氧化物質」是可以預防氧化的營養素，可以避免周圍的物質「氧化」。像是各種顏色的植物所含的多酚，維生素A、C、E等。多酚就是指茶、紅葡萄酒這些植物的顏色成分。

植物是沐浴在「陽光的能量」下，用「水」和「二氧化碳」製造出果實裡的「醣類」，這種現象叫作「光合作用」。

此時產生的大量「氧」，會對植物本身造成「氧化」的傷害。因此，植物爲了預防自己氧化，會生成「抗氧化物質」的色素。

植物有琳瑯滿目的顏色，像是綠、紅、橙、黃、褐、紫、黑等，這些色素就是稱作「多酚」或「維生素A、C、E」的「抗氧化物質」。

因此，我們攝取「七色食物」，就能獲得這些植物生成的「抗氧化物質」的恩惠。只要攝取富含抗氧化物質的「七色食物」、少吃「白色食物」，如此簡單的飲食法，就可以預防各式各樣的嚴重疾病。

05 先來簡單了解七色飲食的好處吧！

綠、褐、黃、紅、黑、紫……五顏六色的飯菜就是這麼厲害

「綠色食物」可以減少50％三大死亡原因的風險

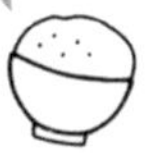

綠色多酚具有非常強的「抗氧化作用」，可以保護我們避免罹患活氧引起的失智症、腦梗塞、胃癌、攝護腺癌、卵巢癌、肺癌、白內障、黃斑部病變。

日本人的死亡原因第1名是「癌症」，第2名是「心臟病」，第3名是「腦血管疾病」。令人驚訝的是，綠色的抗氧化物質，可以讓第1名到第3名所有疾病的罹患風險減少50％。

綠色食物的代表「綠茶」，含有豐富的抗氧化物質兒茶素，只要一天喝5杯以上綠茶，腦梗塞的死亡風險就會減少五成。

早、中、晚餐後各喝2杯，一天就會超過5杯了，從今天開始就可以輕鬆實踐。

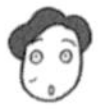

可是，喝太多茶不是會睡不著嗎？

一般在家喝的綠茶（煎茶），咖啡因含量和紅茶、烏龍茶差不多（20㎎／100㎖），只有抹茶和咖啡的三分之一。但是，用嫩芽製成的高級「玉露」茶，咖啡因含量多達8倍（160㎎／100㎎），不能相提並論。普通的煎茶還不至於讓人失眠，不過咖啡因的影響還是有很大的個體差異。可以避免在睡前飲用、每天只在白天喝3杯左右。

另外，吃「菠菜」攝取的葉酸，可以讓心臟病的死亡風險減少五成；葉黃素也能讓二成的白內障患者改善症狀。（參見第1章）

「褐色食物」有助於改善憂鬱症和精神病

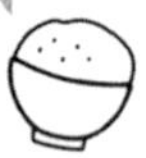

褐色的食物對於多發性神經病變、自律神經失調、腸躁症、更年期障礙、憂鬱症、精神病、乳癌、攝護腺癌的預防效果都非常好。（參見第2章）

褐色食物的代表「胚芽」，含有豐富的維生素B1，還富含控制自律神經所需的「γ－穀維素」，可以改善自律神經失調、更年期障礙造成的心悸、倦怠、暈眩、頭痛、失眠等各式各樣的症狀。

「大豆」又稱作農田裡的肉，它有30%的成分是優質蛋白質，還含有均衡的異黃酮、色胺酸、卵磷脂、鉀、鈣、鎂、鐵、鋅、銅、維生素E、維生素B_1、葉酸等各種營養素。

日本人之所以長壽，都要多虧大豆食材的貢獻。一天喝3碗以上味噌湯的人，乳癌的風險會減少40%。

「花生」和「鰹魚」都含有很多色胺酸，能有效改善憂鬱症、失眠等精神上的症狀。

色胺酸是一種必須胺基酸，人體無法自行生成，因此需要透過飲食直接攝取魚、肉、豆類所含的蛋白質。而色胺酸進入人體後，會以色胺酸↓血清素↓褪黑素的過程逐漸變化。（參見P117）

血清素是由色胺酸製造的神經傳導物質，可以穩定情緒，又稱作「幸福物質」，一旦缺乏就很容易罹患憂鬱症。

褪黑素則是由血清素生成的睡眠物質，所以多吃富含色胺酸的鰹魚、豬肉、胚芽米、花生，可以改善憂鬱症和失眠。

「黃色食物」的油脂和雞蛋要多多攝取

黃色的「蔬菜、水果」都含有強大的抗氧化物質。黃椒、柳橙、檸檬富含維生素Ｃ，南瓜、黃椒、杏仁則富含維生素Ｅ。這些成分會進行精彩的團隊合作，預防氧化。

從結論來說，這些黃色食物可以預防心肌梗塞、腦梗塞、失智症。

讓我先從黃色食物的代表——「油脂」開始說起。

人類的身體是由三十七兆個「細胞」所組成，而包覆在所有細胞之外的就是「細胞膜」，人類會透過這層細胞膜攝入各種營養素、氧、水分等，所以細胞膜必須要柔軟有彈性。

構成細胞膜的最佳材料就是油脂，特別是腦細胞，其中居然有60％都是油脂。從食物中攝取的油脂品質會直接影響到記憶力等腦部活動，所以必須多多攝取品質優良的油脂。

不飽和脂肪酸有很多種類，其中最適宜的是一種叫作「ω－３」的不飽和脂肪酸。我們經常在保健營養品廣告上聽到的ＥＰＡ、ＤＨＡ、α－亞麻酸，都屬於ω－３脂肪酸。（參見Ｐ１４８）

ω－３無法在我們的體內自行合成，所以稱作「必須脂肪酸」，需要每天從青花魚類、亞麻仁油、紫蘇油中攝取。近年來，方便的「鯖魚罐頭」號稱有益健康而廣受讚譽，就是這個原因。

富含ω－3脂肪酸的「青花魚類」、有顏色的「蔬菜水果」，以及「橄欖油」，都是最基本的黃色食物。

橄欖油屬於不飽和脂肪酸，但十分耐高溫、不易氧化，適合加熱調理，是用來炒菜或調製醬料都很健康的油脂，最好多多攝取。

「蛋」因爲含有很多膽固醇而被視爲大忌，但就算攝取過量的膽固醇，肝臟也會減少合成來進行調節。即使吃下5、6顆雞蛋，也不會影響到血液裡的膽固醇數值。

蛋更是「完全營養食物」，均衡包含所有人體所需的必須胺基酸。

構成蛋白質的胺基酸多達二十種，其中有八種無法由人體自行合成，所以稱作「必須胺基酸」，需要透過飲食來攝取。不僅如此，蛋還含有豐富的維生素和礦物質。（參見第3章）

「紅色食物」的紅鮭可以治療骨質疏鬆症

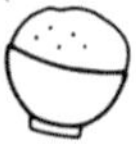

「胡蘿蔔」所含的紅色β－胡蘿蔔素屬於抗氧化物質，在體內會變成維生素A，

具有抗癌作用；「番茄」和「西瓜」的紅色來自茄紅素，抗氧化作用是維生素C的三千七百倍。（參見第4章）

紅鮭所含的蝦紅素，抗氧化作用是維生素C的六千倍，美容效果、消除疲勞、抗老化的效果也出類拔萃。

而且，紅鮭的維生素D也很豐富，1片就能攝取到一週所需的維生素D，最適合骨質密度下降的骨質疏鬆症患者。ω－3的EPA、DHA含量也很高，可以清血液，預防腦梗塞和心肌梗塞。

「黑色食物」芝麻的芝麻素是抗氧化物質

「芝麻」所含的芝麻木酚素裡的芝麻素，具有抗氧化的作用。

芝麻素會由小腸吸收，在肝臟發揮作用。代謝十分活潑的肝臟容易生成活氧，所以芝麻素可以直接在肝臟裡發揮抗氧化作用。

另外，芝麻素可以活化肝臟分解酒精的酵素作用，有預防宿醉的效果；芝麻木酚素和大豆的異黃酮同樣是一種植物性雌激素，作用和女性荷爾蒙的雌激素相同，因此也有改善更年期障礙、骨質疏鬆症、生理不順、預防老化的效果。（參見第5章）

＊

到這裡爲止都還只是「開場白」。下一章開始，我將會更具體地跟大家談論「七色飲食」。

第1章

「綠色食物」可以預防癌症、失智症

茶、菠菜、青花菜、肝臟等食物可以減少50％癌症和失智症風險、減少20％白內障風險。

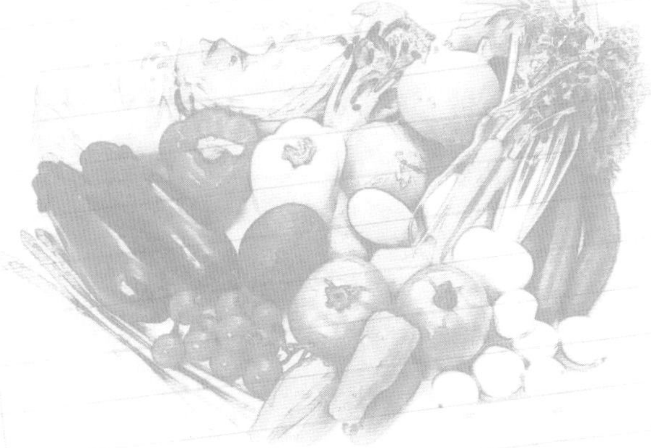

01

一天5杯綠茶，減少50%癌症、失智症、腦梗塞的風險

「茶」具有強大的「抗氧化作用」，能預防「老化」

綠茶的兒茶素、麩胺酸、維生素C的驚人效果

上次談過基本的概念以後，太田先生似乎變得比較積極了，這次就開始來具體說明「七色飲食」。

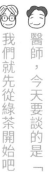

醫師，今天要談的是「綠色」食物嗎？

我們就先從綠茶開始吧。

可是茶不是只有綠色，也有「咖啡色」的欸……？

咖啡色是烘焙後的顏色，不管是綠茶、紅茶、烏龍茶，在葉片狀態時都是綠色的，這個綠色效果非常驚人喔！

日本鎌倉時代的和尚榮西說過，「茶乃養生之仙丹，延齡之妙術」。根據研究報告，綠茶有強大的抗氧化作用，可以減少50%失智症、腦梗塞、癌症的風險，也是長壽的妙藥。

茶有很多種類，但全部都是由山茶科的「茶樹」樹葉所製成。綠茶經過自然發酵後會變成茶褐色，就成了烏龍茶、紅茶了。

綠茶中的澀味成分「兒茶素」有抗癌作用；苦味成分「咖啡因」可以提神；鮮味成分「麩胺酸」會在體內變成「ＧＡＢＡ」，降低血壓；維生素C的含量更是檸檬的四倍。

如同前面提過的，維生素C具有強大的抗氧化作用，可見茶是對健康非常有益的食物。

接下來要談的兒茶素，具有強力抗氧化作用，也就是可以預防身體生鏽（老化）。

每天2~5杯綠茶，預防失智症和腦梗塞

綠茶的兒茶素可以預防氧化、發炎，還能預防癌症、失智症、腦梗塞、高血壓、糖尿病、肥胖、過敏、食物中毒等，綠茶的乾燥茶葉重量當中，有將近15％都是兒茶素。

等、等一下，醫師你說得太快了……

我想也是，那我說慢一點吧。首先，綠茶可以讓失智症和腦梗塞的風險減半。

那未免也太厲害了吧！

報告指出，一天喝2杯以上綠茶的人，失智症的風險會下降46％，也就是幾乎減半[1]；在腦梗塞的死亡率方面，一天喝5杯以上綠茶的男性會下降42％，女性則是下降62％[2]。

Dr. 喝綠茶和失智症風險的關係

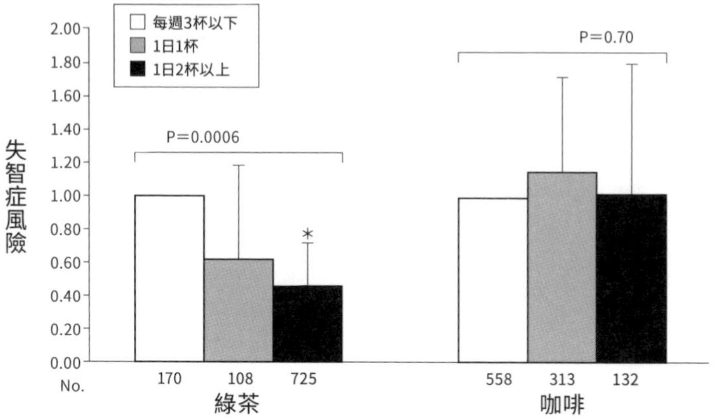

（AJCN. 2006；83（2）：355-361.）

綠茶是「腦」的守護者

這裡來解釋一下兒茶素如何預防失智症和腦梗塞。

腦的能量活動相當活潑，占全身的氧氣消耗量20％，也就是說，腦處於最容易氧化的環境裡。

醫師～這不是很糟糕嗎！你怎麼講得那麼輕鬆啊！

的確是很糟糕呢。

人體內最重要的「腦」，竟然最容易氧化……

所以，腦部才會努力避免氧化啊。

簡單來說，腦部擁有防止異物入侵的嚴密防衛系統，就是「血腦屏障」（腦血管障壁），因此連重要的抗氧化物質都不容易通過，兒茶素卻能通過這道防衛系統。

血腦屏障會縮小腦血管的縫隙、避免異物入侵，只允許腦部所需的營養素通過，能夠通過這道血腦屏障的，主要是脂溶性（易溶於油但不易溶於水）的營養素。

可惜的是，抗氧化物質維生素C是水溶性（易溶於水、不易溶於油），所以無法通過血腦屏障。

但是，脂溶性的維生素E，與同時具有脂溶性和水溶性的兒茶素都能夠通過血腦屏障。這麼一來會怎麼樣呢……

通過血腦屏障的兒茶素和維生素E，可以抑制腦神經細胞和細胞周圍的氧化作用，也能防止AGE生成，而且還能減少「澱粉樣蛋白－β」（即老廢物質）堆積、預防失智症。

啊，你是說那種黏黏的砂糖對吧。

對，那就是AGE。

所以兒茶素通過血腦屏障後發揮作用，就能預防腦梗塞之類的吧？上了寶貴的一課呢！

而且，兒茶素在腦血管動脈也能發揮抗氧化作用，控制腦血管動脈硬化，避免腦梗塞、顱內出血。

一天5杯綠茶，攝護腺癌的風險下降50%

綠茶的兒茶素還具有抗癌作用。

日本的茶葉產地靜岡縣中川根町，男性的胃癌死亡率比全日本平均要低20%，女性則是低了30%。而一天喝5杯以上綠茶的男性，進行性攝護腺癌的發作風險則減少48%。[3]

只要一天喝5杯以上綠茶，攝護腺癌、失智症、腦梗塞風險就能降低50%，這項研究結果應該大力推廣才對。

綠茶可以讓日本人三大死因的癌症、心臟病、腦血管疾病的風險各下降50%，簡直就是七色飲食法的王牌打者，而且，只要在每餐飯後喝2杯綠茶，一天就會喝超過5杯了，要養成習慣也非常容易。

Dr. 綠茶的O-157抗菌作用

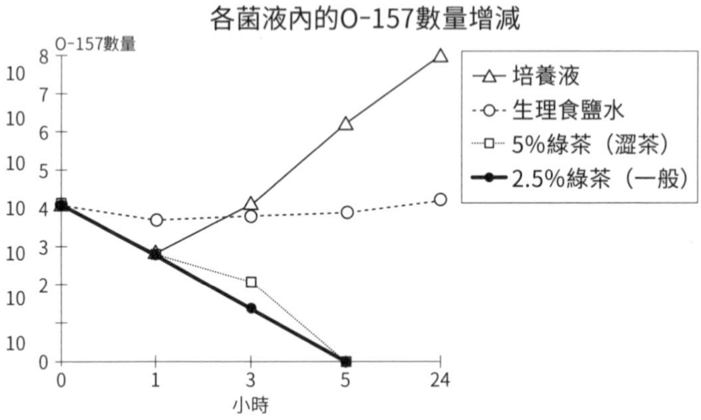

1996_www.ochaya.com/o157.htm）

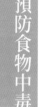

綠茶有預防食物中毒的效果

綠茶的效果不是只有這樣，它還有抗菌作用。

在1ml綠茶裡放入1萬個O－157大腸桿菌，5小時後細菌就會全部死光。[4]

我們都會在壽司店吃「生食」，而「綠茶」具有預防食物中毒的效果，所以這種搭配不無道理，此外，綠茶還能預防蛀牙、口臭，飯後喝綠茶的習慣可是好處多多。

不過，建議盡量不要喝冷茶，還是熱茶最好。畢竟健康的老年人幾乎都不喝冷飲，況且大多數人也都偏好喝熱茶吧。

冰涼的食物會冷卻身體，對健康並不是好事。

不過冷飲可是最棒的享受呢！

嗯，我懂這種感覺，但腹部變冷也會導致腹瀉，而且體溫下降的話，就無法散發熱能來對抗外敵了。

但是，身體太熱不是會很危險嗎？

感冒發燒是因爲身體正在對抗病毒，這是一種免疫功能，所以除非發燒的體溫特別高，否則最好還是別吃退燒藥。

烏龍茶可以促進脂肪排出，有減肥效果！

烏龍茶和紅茶都是咖啡色，放在褐色的章節介紹可能比較妥當，但它們都算是綠色的「綠茶」親戚，所以這裡還是接著談下去比較好。

半發酵的烏龍茶在發酵過程中，兒茶素會互相結合、變成烏龍茶聚合多酚。

根據老鼠的動物實驗報告指出，攝取高脂肪食物的老鼠在連續十週喝烏龍茶後，肥胖和脂肪肝的症狀都有所改善，脂肪排泄量多了30%，可見烏龍茶聚合多酚可以吸收脂肪、排出體外，所以油膩的食物和烏龍茶才會是最佳拍檔。

一天2杯紅茶，卵巢癌風險下降30%

紅茶和綠茶一樣，都有預防癌症的效果。只要一天喝2杯以上的紅茶，罹患卵巢癌的風險比喝1杯以下人要低32%。⑤

紅茶所含的兒茶素沒有顏色，但發酵過程中2個兒茶素分子會結合成1個、變成「茶黃素」，呈現橘紅色。

茶黃素具有抑制腸道吸收脂肪的減肥效果，也有抗病毒的功效。

總之，綠茶和紅茶都有防癌的功效，紅茶還有減肥的效果囉……

對。順帶一提，如果想預防流感病毒，可以把1杯紅茶稀釋成五至十倍、做成漱口水使用（日本大學藥學部）。

紅茶和綠茶的咖啡因含量都比咖啡少，所以也能產生恰到好處的提神效果。綠茶和紅茶的咖啡因含量，都只有咖啡的三分之一而已。

02 高麗菜、青花菜可以預防肺癌、胃潰瘍

「炸豬排定食」附高麗菜絲的深刻意義

高麗菜可降低50%肺癌風險

高麗菜有預防癌症的效果，是因爲成分中的異硫氰酸酯。

美國國立癌症研究所發表的「防癌特製食物計畫」列出的防癌食物當中，高麗菜和大蒜同樣並列爲第一級的抗癌食材。[6]

高麗菜等油菜科蔬菜攝取量較多的非吸菸者男性，罹患肺癌的風險比一般人要低51%。[7]

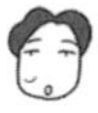

所以高麗菜主要是治肺癌嗎？

對，一天只要吃一碟（30g）就有效果了。

喔，這樣很棒欸！一碟差不多就是手掌大吧……

只要這麼一點點就好。即便是討厭吃菜的人，這麼一點分量應該也沒問題。

預防胃炎、胃潰瘍，吃高麗菜就對了

高麗菜還有另外一種有效成分，那就是「維生素U」，別名爲「高麗菜精」，有助於改善胃潰瘍和十二指腸潰瘍。藥局販賣的綜合腸胃藥，大多數都含有維生素U。

維生素U會被十二指腸吸收，和血液一起輸送至全身，增加胃的血流、促進胃黏膜分泌，而且還能促進蛋白質合成、幫助黏膜再生，所以不只是能預防胃和十二指腸潰瘍，同時也有治療的效果。

真的耶！難怪吃炸豬排套餐的時候一定都會附高麗菜絲。

要解決油膩炸豬排引發的胃脹問題，最有效的就是吃高麗菜。

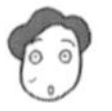

喔喔～原來附高麗菜是有學問的啊！

吃油膩食物時就配高麗菜，要全部吃光光喔！

青花菜有預防癌症、胃潰瘍、貧血的效果

青花菜有抗癌的作用，其中的抗癌成分稱作「蘿蔔硫素」，可以活化對抗致癌物質的解毒酵素、抑制癌細胞增長。青花菜發芽第3天的青花菜芽，蘿蔔硫素的含量是普通青花菜的三十倍，抗癌作用非常強。

青花菜和高麗菜一樣屬於油菜科，維生素U（高麗菜精）含量和高麗菜一樣豐富，且與高麗菜相同，青花菜所含的維生素U可以預防胃潰瘍和十二指腸潰瘍，能夠保護腸胃。

值得一提的是，青花菜的葉酸含量和菠菜差不多。葉酸是細胞分裂和紅血球增殖所需的營養素，在孕婦懷孕初期的三個月內，需要攝取的葉酸是平常的兩倍，才能幫助胎兒發育並預防貧血。

而吸收葉酸需要大量的維生素C，青花菜所含的維生素C是菠菜的三十五倍，比菠菜更能有效促進葉酸吸收。

預防肺癌，只要戒菸並多吃高麗菜、青花菜就好

一九九三年，肺癌已經超越胃癌成爲男性的癌症死因第1名。

肺癌的重大原因就是吸菸，吸菸者的肺癌發生率是非吸菸者的四十五倍；即便是非吸菸者本人的家人，也會因爲二手菸而使肺癌發生率比一般人高出兩倍，實在很惱人。

從開始戒菸的當天起，肺癌發生率就會下降，只要戒菸十年就會下降二分之一，20年會下降到四分之一，對於預防肺癌最有效。[8]

飲食方面，有研究報告指出高麗菜所含的異硫氰酸酯具有預防肺癌的效果，青花菜所含的蘿蔔硫素也能降低吸菸者的肺癌風險，所以最好多多攝取高麗菜和青花菜。

03 菠菜也能預防腦梗塞、骨質疏鬆症

連「高同型半胱氨酸血症」這種惡棍，也能輕鬆解決

只要缺乏葉酸，寶寶就會畸型、發育不良……

前面講到菠菜含有豐富的「葉酸」。

葉酸可以幫助孕婦預防惡性貧血（巨紅血球貧血），也是嬰兒成長所需的營養素，所以建議孕婦在懷孕初期充分攝取葉酸。

葉酸是嬰兒成長時，在細胞分裂過程中製造可增殖細胞的基因DNA必備的維生素。如果缺乏葉酸，寶寶就無法正常成長，導致神經管缺陷等先天性畸型。

日本在二〇〇〇年就已經發布預防神經管閉鎖不全的公告，鼓勵孕婦每日攝取400g的葉酸，分量大約相當於9株菠菜（190g）。

雖然現在說明的是「綠色」食物，但是請把它想成「葉酸」（綠）。例如雞肝並

不是「綠色」，但裡面含有大量的「葉酸」；另外，大蒜、鰹魚、鯖魚、豬肉都富含維生素B_6；蛤蠣、花蜆、紅鮭則富含維生素B_{12}。

維生素B_6和B_{12}會和葉酸一同生成新的細胞，所以也將它們歸類爲「綠色」。

葉酸不足會導致「高同型半胱氨酸血症」，提高腦梗塞、心肌梗塞的風險

葉酸、維生素B_6、維生素B_6可以預防高同型半胱氨酸血症。一旦缺乏葉酸、維生素B_{12}、維生素B_{12}，就會罹患「高同型半胱氨酸血症」，這件事非常重要。

什麼同型……？

你不必知道得太詳細，總之就把它當成壞蛋就行了！

哈哈，我知道它一定跟氧化或糖化有關。

哦，你越來越清楚了嘛。

高同型半胱氨酸血症會引起動脈硬化、心肌梗塞、腦梗塞、失智症、骨質疏鬆症和老化，爲了避免因中風、失智症、骨折而臥床不起，延長健康壽命，最重要的就是預防高同型半胱氨酸血症。

同型半胱胺酸是一種胺基酸，是會促進活氧生成、引起慢性發炎的惡性物質，這種惡性的同型半胱胺酸，會因維生素B6而變成良性的半胱胺酸。

只要能夠順利完成甲硫胺酸→惡性同型半胱胺酸→良性半胱胺酸的轉換過程，就能生成最終產物半胱胺酸，變成能夠發揮美容效果的良性物質，有益女性。

良性的半胱胺酸還能抑制黑色素形成、消除斑點，幫助皮膚新生，發揮肌膚回春的效果；但要是同型半胱胺酸過量，就會導致慢性發炎，所以需要葉酸和維生素B12將同型半胱胺酸轉換回甲硫胺酸，保持正常的量。

總覺得聽不太懂……反正意思是葉酸不只對孕婦和寶寶好，也有美容效果對吧！最近我的皺紋也越來越明顯了。

不論男女，健康的人肌膚都會散發光澤，這一點你總知道吧？

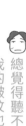

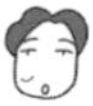
當然，身體不好的時候，就會覺得皮膚變得很粗糙呢。

所以，要預防老化、腦梗塞、心肌梗塞，就要調理身體狀況，並且多吃菠菜和青花菜。

缺乏葉酸會使甲硫胺酸的代謝中間產物惡質高半胱胺酸的數值升高，引起慢性發炎，成爲腦中風、心肌梗塞的主因。

歐美正在研究高同型半胱氨酸血症的治療方法，鼓勵民衆一天的葉酸攝取量在400mg以上，成功證實穀物所含的葉酸可以讓腦中風死亡率下降。[9]

但必須和葉酸一同攝取的維生素B_6和B_{12}，不只可以代謝高半胱胺酸，也具有促進腦神經系統代謝等重大的作用。

維生素B_6（吡哆醇）是胺基酸合成蛋白質必備的維生素，可以促進皮膚的生成，一旦缺乏維生素B_6，就會導致口腔發炎等症狀。

另外，維生素B_6也是合成血清素、多巴胺、GABA等神經傳導物質所需的成分，一旦缺乏就會產生憂鬱症、失眠、經前症候群等腦神經症狀。

一九五一年，美國就曾經發生過人工奶粉因高溫殺菌而缺乏維生素B_6，造成嬰兒痙攣發作的意外，可見維生素B_6有多麼重要。

富含葉酸的食物有雞肝、菠菜、毛豆、納豆。尤其雞肝是所有代謝作用的工廠，也是營養的倉庫，除了葉酸以外，還含有維生素B_6和B_{12}，是預防高同型半胱氨酸血症的理想食物。

如果想攝取美國建議的一天葉酸攝取量0.4mg（1mg＝0·001g），只要1串烤雞

富含葉酸的食物（1天建議攝取量0.4mg）			
雞肝 （1串）	菠菜 （9株）	毛豆莢 （66個）	納豆 （7盒）

富含維生素B_6的食物（1天建議攝取量1.4mg）				
鰹魚 （2片）	鯖魚 （2片）	雞肉 （2片）	雞肝 （5串）	香蕉 （5根）

富含維生素B_{12}的食物（1天建議攝取量0.024mg）				
雞肝 （1／7串）	蛤蠣 （4顆）	花蜆 （4顆）	鯖魚 （1／5片）	紅鮭 （1／4片）

肝（40g）、9株菠菜（190g）就能達標。

身體不舒服時，吃一串烤雞肝再加上充足的睡眠，幾天後就能恢復健康。由於一吃就能見效，建議可以在超市購買烤雞肝回家冷凍保存，隨時方便食用。

04 菠菜的葉酸和鐵質有什麼效果？

富含鐵質的菠菜是「貧血」的特效藥

蛤蠣可以改善缺鐵性貧血和「憂鬱症」

菠菜所含的鐵質，是預防貧血必定會提及的營養素。

細胞分裂需要葉酸，缺乏葉酸會使紅血球停止生長、造成惡性貧血。另一方面，缺鐵會導製造血材料不足，引發小紅血球性的缺鐵性貧血。

貧血患者就醫時，醫師之所以都會指導患者多吃菠菜，是因爲菠菜同時含有葉酸和鐵質。

讓我們先從鐵質的作用開始談起吧，鐵質有七成儲存於血液中，剩下三成則儲存在肌肉、肝臟和骨髓裡。

肌肉會將鐵轉換成儲存氧氣的肌紅素，以便隨時補充缺乏的氧。肝臟和骨髓則是會將鐵轉換成鐵蛋白，以便補充人體缺乏的鐵，鐵質主要是作爲紅血球中血紅素的材料，將氧運送到全身。

剛才我已經說過，鐵質不足就會得到缺鐵性貧血吧。

我認識的女性朋友就有點貧血，還會吃補鐵的保健品呢。

的確很多女性都有貧血，市面上也有很多補鐵的保健品。我不會強烈否定女性吃鐵劑補鐵的行為，但是光靠保健品來補鐵，那也是一大筆支出，不如吃菠菜，效果還好上幾倍呢。

貧血好像很難受呢，容易疲累、心悸、頭暈、頭痛、注意力下降……

缺鐵會使體內血清素減少，引發憂鬱症等腦神經症狀。

而且，製造作爲骨骼基礎的膠質，除了蛋白質以外還需要鐵和維生素C。所以缺鐵才會導致骨質疏鬆症。

骨質疏鬆症……會讓骨質密度之類的下降，骨頭裡面變得稀疏吧……

就算骨頭內部不到稀疏的程度，光是骨質密度下降也很容易骨折。

無論如何……單單只是缺鐵，就會引發各式各樣的疾病。

但是，菠菜也含有草酸，吃太多可能會造成尿結石。不過草酸可溶於水，所以菠菜要「水煮」再吃。

吃魚和蛤蠣攝取鐵質，比菠菜效率更好

這麼說來，菠菜可以算是最好的高鐵質食物嗎？

其實，攝取動物性食物的肉、魚，也能讓人體吸收大量的鐵質。

鐵質又分爲肉、魚所含的動物性鐵質（血基質鐵），以及蔬菜和大豆所含的植物性鐵質（非血基質鐵）。植物性鐵質是氧化鐵（即生鏽的鐵），缺點是不容易爲人體所吸收。

植物性鐵質的吸收率僅僅只有5％，但動物性鐵質卻有20％，所以補鐵除了吃「菠菜」以外，也建議多吃「動物性鐵質」的水煮蛤肉罐頭、雞肝等食物。

一天的鐵質建議攝取量是7.5mg。

如果用植物性鐵質計算，需要攝取18株菠菜（380g）；或是納豆5盒（250g）、

富含鐵質的食物（1天建議攝取量7.5mg）			
罐頭水煮蛤肉（5顆）	烤雞肝（2串）	菠菜（18株）	海帶（83g）

乾燥海帶絲83g、水煮羊棲菜2.5kg。因爲植物性鐵質的吸收率差，所以還需要費心同時攝取可以促進吸收的高維生素C食物，像是紅椒、檸檬等。

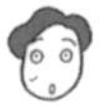
不管怎麼說，要吃這麼多未免也太……

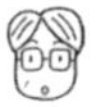
對吧，所以吃肝臟類、貝類、肉或魚來攝取鐵質會更有效率。但這麼說來，是不是就可以不用吃菠菜了？考慮到葉酸和維生素B6等營養素，最好還是兩種都吃！

如果是動物性鐵質，因爲動物性鐵質的吸收率是植物性鐵質的4倍，只要吃5顆罐頭的水煮蛤肉就達標了（佃煮蛤蠣8顆、生蛤蠣38顆），也可以改成2串雞肝（80g）。

經期中的女性一天需要10mg的鐵質，相當於罐頭水煮蛤肉7顆（33g）；孕婦一天則需要16mg的鐵，大約10顆左右。

一天的鐵質攝取上限是50mg（相當於33顆蛤蠣），如果是透過正餐攝取鐵質，那多半不必擔心攝取過量；假如是透過保健食物或醫藥品攝取鐵質，就可能導致肝功能障礙，一定要遵守規定的攝取量。

因爲缺鐵而倦怠、心悸、憂鬱的人，只要吃飯時加一道蛤蠣小菜，

1個月後就能改善倦怠和憂鬱的症狀。

我在診所看缺鐵性貧血的病患時，都會建議他們一天吃5～10顆罐頭水煮蛤肉。

第2章

「褐色食物」可以抗憂鬱

胚芽米、大豆……褐色的食物有助於改善「神經系統」。

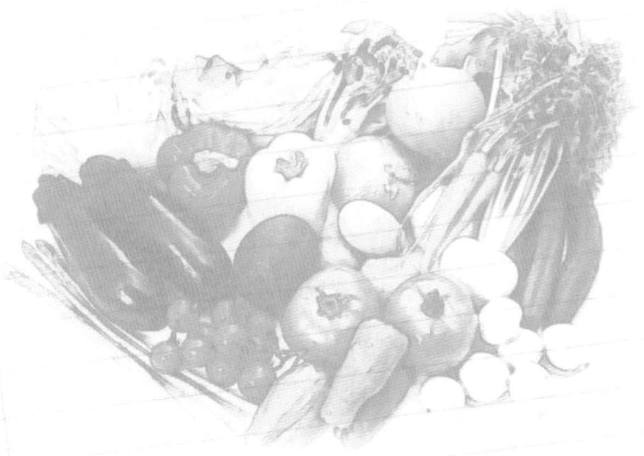

01 胚芽米是「生命源頭」

胚芽米含有大量可調整自律神經的營養素

「胚芽」富含多種營養

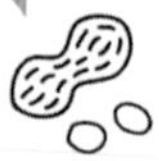

對腦、神經有益的褐色食物，有胚芽米、花生、大豆等，就先從胚芽米開始說起吧。

話說，胚芽米到底是什麼樣的米啊？

說起來很簡單，我們一般吃的「米」在剛收成時，外面都有一層「穎殼」，去除這層穎殼以後就成了「糙米」。

啊，就是咖啡色的那種米……

對。胚芽米就是只去除糙米那層較硬的外皮、保留營養豐富的胚芽。白米則是連營養價值高的胚芽部分也去除的米。

胚芽是「芽」，所以裡面包含了結出稻實的一切生命源頭，含有豐富的維生素B_1、γ－穀維素、GABA、菸鹼素、維生素E等孕育生命的營養素。

接著我就來分別說明各個營養素吧。

「腳氣病」是缺乏維生素B_1的疾病

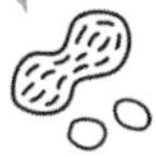

維生素B_1，別名硫胺，是分解醣類、製造能量的重要維生素。一旦缺乏維生素B_1，醣類就無法充分分解，使乳酸等疲勞物質堆積在體內，造成身體疲倦。

此外，神經細胞是以醣爲主要的能量來源，所以維生素B_1也是維持神經功能的重要維生素。

在江戶時代（一六〇三年－一八六七年），是規定各地官員須定期前往江戶（東京）執勤的參勤交代制。這些外地人在住進江戶宅邸時罹患「腳氣病」，引發腳麻和步行障礙，重症者甚至還會因爲心臟衰竭而死，但是當他們返鄉後卻不藥而癒，因此

當時腳氣病被當成江戶的地方性流行病，稱作「江戶病」。❶

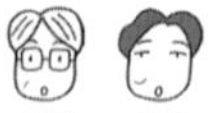

現代已經沒有人有腳氣病了吧。

現在已經沒有典型的腳氣病了，不過原因不明的疲倦，大多還是因為缺乏維生素B1。和前面「白米」的部分所說的一樣，要盡量避免吃「白色」的食物。

進入大正時代（一九一二年後），日本醫學才發現腳氣病是起因於白米缺乏胚芽米所含的維生素B1。因此日本陸軍在大正時代後開始用麥飯取代白米、改善營養，才成功避免士兵罹患腳氣病。

年輕人的虛弱體質和憂鬱，是缺乏維生素B1的「隱性」疾病

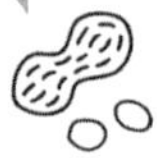

現在已經幾乎沒有典型的腳氣病了，但是很多年輕人會吃速食食物、喝冷飲，過著醣類過多且缺乏維生素B1的偏食生活，因此常有潛在性的維生素B1缺乏症，也就是「隱性」B1缺乏症。

富含維生素B_1的食物（1天建議攝取量1.4mg）			
豬排 1片半	鰻魚 1人份	胚芽米 6碗	花生米 175顆

維生素B_1是從醣類中分解出能量所需的維生素，所以缺乏B_1的人就不會有精神，還會有全身倦怠、心悸、呼吸困難等身體症狀，並引發憂鬱症、嚴重的腦神經症狀。❷

富含維生素B_1的動物性食物有豬肉、鰻魚，植物性食物則有胚芽米、蕎麥、納豆、花生等。

維生素B_1的一天建議攝取量爲1.4mg，相當於煎豬排1片半（170g）、蒲燒鰻魚1人份（200g）、胚芽米6碗（3杯）、花生米175顆。

容易疲勞的人，建議以胚芽米作爲主食，搭配薑燒豬肉或煎豬排來養精蓄銳。日本人爲了克服夏季熱病而吃鰻魚的習俗，也是基於維生素B_1的功效而來。

γ－穀維素可以治療自律神經失調症

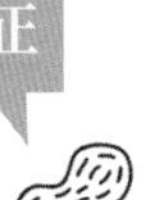

胚芽所含的「γ－穀維素」是一種多酚，具有改善自律神經失調、更年期障礙、身心症、不安、緊張、憂鬱、失智症、腸躁症、高脂血症、動脈硬化的效果。❸

攝取γ－穀維素可以改善自律神經失調造成的主訴症狀（頭暈、心悸、疲勞、頭痛、失眠等）。

女性在進入更年期後女性荷爾蒙分泌會減少，進而破壞其他荷爾蒙的分泌平衡，自律神經失調的症狀加劇，於是引發會伴隨各種主訴症狀的更年期障礙。

報告指出，只要一天攝取90mg γ－穀維素、連續攝取兩週，有77%的更年期障礙婦女都會有明顯的改善。④

我的診所也有患者說γ－穀維素很有效。

哦~那他一開始有什麼症狀……？

他總覺得像是有糖果卡在喉嚨一樣，擔心自己罹患癌症，於是上大醫院做喉鏡、食道、胃內視鏡檢查，但是卻沒有任何異常，被醫師告知不必擔心。不過，他還是覺得「喉嚨一直有卡卡的感覺，很不舒服」。

現在有X光、超音波、MRI（核磁共振成像）等，醫療儀器非常充足，但我個人的診察還是先以最傳統的問診、視診、打診、聽診、觸診為基本，尤其是「心療內科」方面的疾病，問診還是占了八成。

我在問診時請那位病人詳細描述症狀，得知除了喉嚨異物感以外，還有各種精神上的症狀。

我讓病患閉上眼睛伸出雙手，發現他的手指、睫毛都會輕微顫抖。光是從這些狀況就能診斷，這是自律神經失調導致的喉嚨異物感。

於是我替那名病患開了藥品，並指示他正餐改吃胚芽米。兩週後回診時，他的咽喉異物感已經完全消失了。之後他不再服用藥物，只靠胚芽米的食療法，症狀也沒有復發。

之後，我又遇到因相同的症狀來看診的病患，每個人都只需要兩週左右，短期就改善了症狀，可見胚芽米的γ－穀維素，對自律神經失調的效果非常好。

γ－穀維素還有抗發炎、抗過敏的作用，能預防皮膚乾燥和粗糙，還能避免肌肉疲勞，可以製成化妝品、營養補充品、營養飲品，好處跟用途都非常多樣。

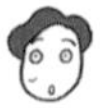
好厲害啊！對於自律神經不好的人來說簡直是萬用藥！我的確經常聽到保健品含有這種成分呢。

它有很多種保健食物喔，不過，只要吃胚芽米就足夠了。

γ－穀維素的含量，在每100g白米裡僅僅只有1.4mg，但是在胚芽米裡卻高達23.7mg。更年期障礙者的γ－穀維素一日所需量爲50mg，只要一天吃2碗胚芽米就能攝取足量。

重新看待「自律神經」的重要性

雖然在前言已經提過了，不過我還是再說一次，「憂鬱」和自律神經的關係非常密切。這裡就兼作「復習」，來談談自律神經的重要性吧。

是指無法自行控制的神經對吧。

對。人的活動是由「腦部」所控制，要是這部分沒有正常發揮功能，就會引發各種不適症狀。

也可以說是生理時鐘吧。

沒錯。基本上，人都是早上起床、吃三餐、晚上睡覺——以這種循環活著。其他動物（夜行性除外）也是一樣。

這麼說來，天一亮就有鳥開始叫了呢。

就是這麼一回事。規律的生活是最重要的事，這樣一來生活習慣就不會混亂。身心的些微不適通常都是起因於自律神經。

換句話說，如果持續過著不規律的生活，不管攝取再多γ-穀維素，自律神經也不會正常運作。

自律神經一失調，就會出現上火、燥熱、脈搏加快（心跳過速）、血壓變動、多汗、頭痛、暈眩、失眠、疲勞、喉嚨異物感、呼吸困難、腹瀉、便祕、腰痛、身體部位發麻、關節痛、肌肉痛、經期不順、焦慮、暴躁、抑鬱等各式各樣的主訴症狀。

哇，症狀真的好多喔！

當然，也可能導致胃、肝臟、心臟等內臟的嚴重不適，這時就必須好好治療不舒服的部位。但如果只停留在主訴症狀的範圍內的話……

吃γ－穀維素就行了！

答對了。這世上所謂的「病人」，大多數都是這種人。

先前那些聲稱自己喉嚨有異物的人，除了異物感以外也有這些主訴症狀。太田先生也是不停拉肚子和便祕……這些光靠藥物都無法根治。

自律神經包含在白天興奮狀態下運作的交感神經系統，與在夜間安靜狀態下運作的副交感神經系統。

當交感神經系統的運作處於優位時，人會陷入興奮、壓力的狀態，分泌出腎上腺素；但要是過度運作，就會導致心悸、呼吸過度、焦慮，腸胃活動受到抑制，造成便祕。

當副交感神經系統的運作處於優位時，人會陷入休息、安靜的狀態；但要是過度運作，就會導致憂鬱、氣喘、異位性皮膚炎，活化腸胃活動，造成腹瀉。

腸躁症就是工作和人際關係造成的自律神經系統混亂，儘管腸胃本身沒有潰瘍或發炎等病變，但功能調節不良，導致腸道蠕動的節奏失常，才會反覆引起腹痛、腹瀉和便祕。

更年期障礙的原因，在於女性停經時期（50歲左右）卵巢功能下降，導致荷爾蒙失調。荷爾蒙和自律神經的控制中心在大腦裡比鄰，而且互相連結，所以荷爾蒙失調會直接影響到自律神經中樞，引起自律神經失調。

腸躁症和更年期障礙的自律神經失調引起的各種主訴症狀，只要攝取剛才提到的胚芽米所含的γ－穀維素，就能有效改善。

胚芽米也有很多放鬆物質「GABA」！

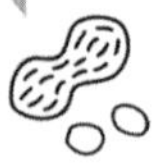

米的胚芽裡也含有GABA（γ－氨基丁酸），可以預防壓力、憂鬱、高血壓、

腦中風。

ＧＡＢＡ是一種胺基酸，近年也是廣受矚目的營養補充品，還有不少食物也號稱「添加ＧＡＢＡ」！

它是腦內含量很多的抑制型神經傳導物質，是可以抑制神經異常興奮、幫助穩定精神的放鬆物質。當腦部過度釋放多巴胺等神經傳導物質，使人亢奮、焦慮、不安、失眠時，「ＧＡＢＡ」可以抑制興奮、讓精神踩煞車，恢復穩定的心靈狀態。

ＧＡＢＡ可以改善高血壓、預防腦中風，它也是記憶中樞海馬迴的必需物質，具有預防失智症的效果。

ＧＡＢＡ的一天所需量爲10mg，在100g白米裡只有1.4mg，但是在胚芽米裡多達5.1mg，所以一天只要吃2碗胚芽米就能攝取足量。

將白米換成胚芽米，過著精神穩定的生活吧。

Dr. 自律神經的作用是什麼？

自律神經

指無法依自己的意志控制的神經。
交感神經和副交感神經，
會自動控制與生存和維持生命有關的活動。

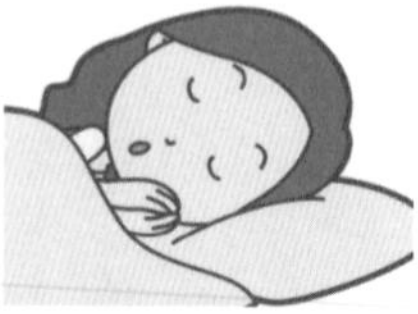

交感神經	副交感神經
●在工作或運動時運作	●在睡眠、休息時運作
（在情緒興奮、承受壓力時處於優位）	（在放鬆時處於優位）

只要交感神經與副交感神經
保持平衡……

自律神經協調，
處於健康的身心狀態！

02 「菸鹼素」是重要的維生素！

鰹魚、鯖魚、肝臟、花生都是好食物

有四百種以上的酵素需要「菸鹼素」才能產生作用

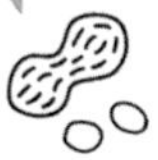

胚芽米和花生含有均衡的菸鹼素、色胺酸、維生素B_1、維生素E、鋅、鎂等豐富的維生素和礦物質。特別是屬於維生素B_3的菸鹼素，還有預防腦神經疾病的效果。

菸鹼素是菸鹼酸和菸鹼醯胺的總稱，俗稱維生素B_3。

菸鹼素和香菸的尼古丁沒有關聯，它是人體含量最多的重要維生素，人體內有四百種以上的酵素都需要菸鹼素才能發揮作用，一旦缺乏就會引起各種缺陷。[5]

菸鹼素不是只能促進血液循環！

菸鹼素與體內絕大多數的代謝作用有關，這裡就來詳細解說菸鹼素的作用和效果吧。

首先，菸鹼素可以保護黏膜和皮膚健全。它會與脂肪酸合成、重生成細胞有關，也能製造性激素、促進正常發育。

菸鹼素可以從油和糖當中分解出能量，還有擴張微血管的作用、促進血液循環，改善虛冷、肩膀僵硬、頭痛，有益於腦神經的運作，還有預防細胞膜氧化的效果。

前面已經說過了吧，細胞膜是由不飽和脂肪酸所構成。

是說ω－3脂肪酸什麼的吧，還有DHA……

細胞膜一旦氧化，就會越來越嚴重，最後破壞細胞，進而引發連鎖反應，造成老化和疾病。

菸鹼素可以阻止細胞膜的不飽和脂肪酸變成過氧化脂質，是具有重要作用的抗氧化物質。

菸鹼素還會和維生素B_1一起分解酒精，用富含菸鹼素和維生素B_1的鰹魚生魚片、鱈魚子、花生當作下酒菜，不無道理。

糙米有助於改善思覺失調症和憂鬱症

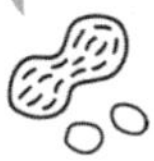

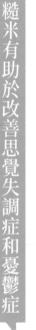

在精神病的營養學方面治療上，有一份很有意思的研究報告。

糙米正食協會「蒼玄」的會長菅藤祥江先生在年輕時，曾擔任某間精神病院的營養管理師。醫院的伙食缺乏營養管理，令他十分痛心，便向院長提議採用糙米作爲主食，將病患分成兩組、各三十人，研究精神病與飲食的影響。

其中一組正餐改吃糙米，另一組則維持原本醫院供應的餐食。結果發現，吃糙米的那一組所有人的精神病症狀都有所改善，思覺失調症和憂鬱症也好了許多。

報告中指出糙米中的胚芽所含的菸鹼素、維生素B_1、維生素B_6、鋅都發揮了效果，[6]但是，糙米餐相當費工夫，如果沒有正確調理，反而會造成腸胃負擔，所以一般人還是建議食用精米五成以上、保留一半米糠的胚芽米。

調理起來很費工啊……

放心！糙米含有毒素（離層素和植酸），所以才需要去毒。如果沒有去毒，可能會導致胃痛、腹瀉、頭痛、虛冷等身體不適。

去毒……怎麼感覺好像很麻煩啊。

哎呀……有一種方法是做成「發芽糙米」。只要用30℃左右的水浸泡糙米18～24小時，讓它發芽就好。

煮糙米時，水量大約是糙米的一．五～兩倍，電飯鍋也要設定成糙米模式。

果然很麻煩。

只要調整電飯鍋的設定就好，這麼一點小事就別嫌了吧。

總之，糙米餐就是這麼有學問卻又費時費力。就像我前面說過的，改吃精米程度一半以上的「五分胚芽米」來攝取營養就好了。

*

富含菸鹼素的食物有鰹魚、鯖魚、豬肉、牛肉、雞肝、胚芽米、花生等。而且，菸鹼素還可以由人體內的「色胺酸」生成。

富含色胺酸的食物，與富含菸鹼素的食物幾乎相同。

富含菸鹼素的食物（1天建議攝取量14mgNE）				
鰹魚 3／4片	鯖魚 1片半	豬肉 2片	胚芽米 3碗	花生米 82顆

菸鹼素非常耐高溫，食材都很適合加熱烹調，但它屬於水溶性維生素，容易溶於熱水中，會有七成的養分溶入湯汁裡。

建議肉和魚可以用熱炒的方式烹調，燉煮料理則最好做成湯或羹類，透過湯汁充分攝取菸鹼素。

菸鹼素的一日建議攝取量爲14mgNE。（NE是指菸鹼素本身的量，加上由60mg色胺酸合成的1mg菸鹼素的總量，稱作「菸鹼素當量」，不必記住也沒關係！）

只要吃鰹魚4分之3片（74g）、鱈魚子5分之3條（28g）、鯖魚1片半（140g）、煎豬肉2片（175g）、胚芽米3碗（1杯半），或是花生米82顆就能達標，分量不算很多吧！

建議以胚芽米作爲主食，搭配半烤鰹魚或煎豬排就可以了。

03

大豆食物超萬能，不再需要看醫生！

豆腐、納豆、油豆皮……大豆可以化身為各種食物

大豆是日本的代表性食材，營養豐富

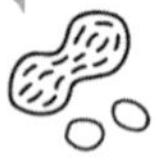

俗話說「大豆是農田裡的肉」，大豆屬於優良的植物性蛋白質。

大豆大約有30%都是蛋白質，且含有均衡的必須胺基酸，另外還有30%碳水化合物、20%脂質，以及膳食纖維、異黃酮、色胺酸、卵磷脂、皂素、鉀、鈣、鎂、鐵、鋅、銅、維生素E、維生素B_1、葉酸等各種營養素。[7]

總覺得好像很厲害欸！

是啊，大豆很厲害喔。

Dr. 大豆的成分有哪些？

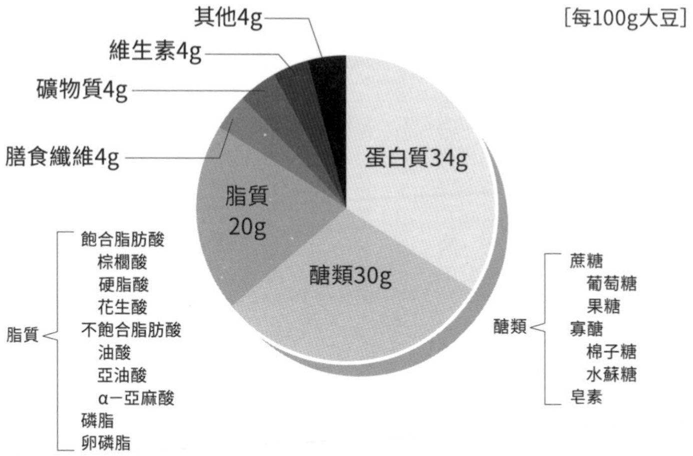

日本食物標準成分表2015年版（7訂）增補2017年 [7]

而且，大豆食物的蛋白質消化吸收效率非常好，豆腐的吸收率爲95%，納豆則有91%。

美國政府發表的「防癌特製食物計畫」當中，具有防癌效果的食物，第一級就包含了大蒜、大豆、高麗菜。

根據WHO的二○一八年世界保健統計，WHO的194個加盟國中最長壽的是日本，男女平均爲84歲（女性87歲，男性81歲）。[8]

之所以如此長壽，或許正是因爲日本人每天的餐桌上都少不了大豆製成的食材吧。

大豆可以變成味噌、醬油、納豆、豆漿、豆渣、腐皮、豆腐、煎豆腐、凍豆腐、豆腐粉、油豆皮、油豆腐、炸蔬菜豆腐丸、毛豆、豆芽、滷豆、炒豆、黃豆粉、大豆油等，變化多端。

日本人應該幾乎沒有一天不吃大豆，但是隨著飲食生活的改變，這似乎已經不能當作肯定句了。真希望大家能夠重新認識傳統日本料理的好處啊。

大豆異黃酮可以減少40%乳癌風險

大豆成分中對健康貢獻最大的，就是異黃酮和色胺酸。

異黃酮是指大豆胚芽裡所含的一種多酚，它的作用和女性荷爾蒙雌激素非常相似，又稱作「植物性雌激素」。

雌激素具有預防更年期障礙的主訴症狀（焦慮、上火、肩膀僵硬）、骨質疏鬆症、乳癌、攝護腺癌的效果。

日本厚生勞動省研究班針對十四萬人進行了研究，發現一天喝3碗以上味噌湯的人，罹患乳癌的風險下降了40%。[9]

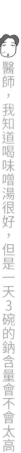

醫師，我知道喝味噌湯很好，但是一天3碗的鈉含量會不會太高啊。

對喔，太田先生好像有體重增加、血壓上升的趨勢吧。不過，味噌湯的鈉含量其實出乎意料的少，1碗只有大約1.5g的鹽而已。

富含異黃酮的食物（1天建議攝取量40mg）			
豆漿 1杯	納豆 1盒	豆腐 1塊	味噌湯 2碗

而且味噌含有異黃酮、卵磷脂、維生素E這些可以降低血壓的營養素，反而容易促進血壓下降；還有報告指出，1天喝2碗味噌湯，高血壓的風險可以下降20%呢。[10]

真的啊！

當然，高血壓的人最好還是要避免吃太鹹。大豆可以製成各式各樣的食物，菜色變化比較輕鬆。像我一天就會吃2盒納豆，或是吃涼拌豆腐，但要小心醬油不能淋太多。

富含異黃酮的食物有豆漿、納豆、豆腐、味噌。

趁著已經邁入高齡的現在，更需要積極攝取可以預防癌症和動脈硬化的納豆、豆腐、味噌湯等大豆製品。

異黃酮的一日建議攝取量為40mg，只要1杯豆漿（160ml）、1盒納豆（54g）、約1塊豆腐（200g）或2碗味噌湯（味噌80g）就能達標。

也就是說，一天只要多加一道大豆食物，就能確實攝取一日所需的異黃酮分量，是普通的飲食生活就可以輕鬆辦到了。

缺乏色胺酸會得到「憂鬱症、失眠」

接著來談談「色胺酸」。

人從飲食中攝取的蛋白質，在腸胃裡消化後會分解成二十種胺基酸再吸收。其中有八種（兒童有九種）胺基酸無法在我們的體內自行合成，這些都稱作必須胺基酸。

色胺酸就是必須胺基酸，無法在人體內製造生成，必須透過直接攝取魚、肉、豆類的蛋白質取得。

色胺酸被消化道吸收以後，消化道的神經細胞和腦的神經細胞會將它轉換成可改善憂鬱症的血清素，接著再轉換成可改善失眠的褪黑素。也就是說，缺乏色胺酸，會提高憂鬱症、失眠的風險。

色胺酸→血清素→褪黑素這個轉換流程非常重要，請大家一定要好好記住。[11]

色胺酸可以製造出穩定情緒的血清素！

血清素是由色胺酸製造而成的神經傳導物質，會影響我們的情感、腸胃功能、早晨甦醒的狀態，又可稱作穩定情緒的「幸福物質」。

從魚和肉可以攝取到色……

色胺酸。

對，只要設法攝取那個色胺酸，它就會變成血清素對吧？

雖然跟飲食沒有直接關聯，不過我還是說明一下血清素吧。

缺乏血清素容易引發憂鬱症。血清素會在陽光下大量分泌，也就是說整天足不出戶是最糟糕的。

久坐辦公室的人一定要外出散步、多曬曬太陽，或是早上起床時讓全身曬十分鐘太陽——只要這麼做就會差很多。

讓身體充分曬過早晨的陽光（2500勒克斯以上的光），血清素才會生成褪黑素，使人體在14小時後的夜晚開始釋放出褪黑素，順利熟睡。

這種規律相當重要，這就是所謂的「生理時鐘」。[12]

而從事24小時營業工作的人，生理時鐘都會失調，飽受失眠的困擾。這種人的解決方法，就是在下班後泡熱水澡放鬆全身。只要先提高深層體溫，當體溫逐漸下降時，人就會產生睏意了。

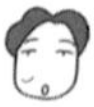
有哪些食物是含有血清素的嗎？

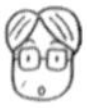
可惜，沒有食物含有血清素。但是就像我剛剛說的，血清素是由色胺酸製造而成，想要增加體內的血清素，只要多攝取富含色胺酸的食物就可以了。

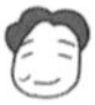
那就是鰹魚、鯖魚、鮪魚、豬肉、雞肝嘛！

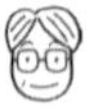
從納豆、胚芽米、花生、牛奶等蛋白質當中也能攝取到喔！

04 抗憂鬱的食物原來有這麼多

憂鬱症要多吃胚芽米、納豆、花生、豬肉、魚、雞肝

痛苦的「憂鬱症」該如何治？

一旦罹患憂鬱症，就會①覺得憂鬱、心情沉重；②對任何事情都提不起興趣，不管做什麼都覺得無聊；③沒有食欲，或是食欲過度旺盛；④睡不著，但整天都很睏；⑤暴躁不安，無法冷靜；⑥容易累，什麼事都不想做；⑦覺得自己毫無價值，覺得自己好像做錯事而自責；⑧思考力下降，無法集中精神，下不了決心；⑨很想死，出現諸如此類的各種症狀。[13]

有時甚至還會發生腸胃不適等身體症狀。

以前，精神醫學界的主要作法是用藥物治療，現在則是力求「減藥」。

我偶爾也需要吃安眠藥才能入睡，但普遍都會強調不能常吃呢。

這種藥會使人產生依賴性、逐漸增加劑量，也有對血壓和腸胃產生不良影響的危險性。請勿依賴藥物，要從飲食、運動、睡眠等生活習慣開始改善。

精神上的壓力和身體上的壓力太多，會引發腦部功能障礙，思考變得負面、覺得自己是廢物；以往可以克服的壓力也會變得更加難受，形成惡性循環。

當壓力和代謝異常導致神經傳導物質血清素下降，人就會感到不安和焦躁。

可以有效對付憂鬱症的血清素，是由色胺酸製造而成。色胺酸轉換成血清素的過程，需要菸鹼素、維生素B_6、葉酸、鐵、鋅、鎂的幫助。

含有這些營養素的共通食物有鰹魚、鯖魚、豬肉、雞肝、納豆、胚芽米、花生、牛奶、蛤蠣，這些食物也幾乎等於富含色胺酸的食物。

也就是說，只要攝取富含色胺酸的食物，就能生成血清素、改善「憂鬱症」。

富含色胺酸的食物（1天建議攝取量100mg）				
鰹魚 1／3片	豬肉 1／3片	納豆 2盒	胚芽米 1碗半	花生米 37顆

色胺酸就藏在鰹魚、鯖魚、雞肝……等食物裡

色胺酸的一日建議攝取量爲100mg。

換算後相當於鰹魚3分之1片（32g）、鯖魚5分之2片（43g）、雞肝1串（37g）、納豆2盒（102g）、胚芽米1碗半（0.7米杯）、花生米37顆、牛奶1杯（243ml）。

只要從這些食物當中攝取一項，就能達到一日所需的分量。例如只要以胚芽米作爲主食，就能攝取足夠的色胺酸了，希望請大家一定要試試看。

不過，只吃富含色胺酸的食物會導致鋅、鐵不足，如果能再加上5～6顆（30g）蛤蠣就完美了，因爲抗憂鬱也需要鐵質。

Dr.「色胺酸」能夠抗憂鬱！⑪

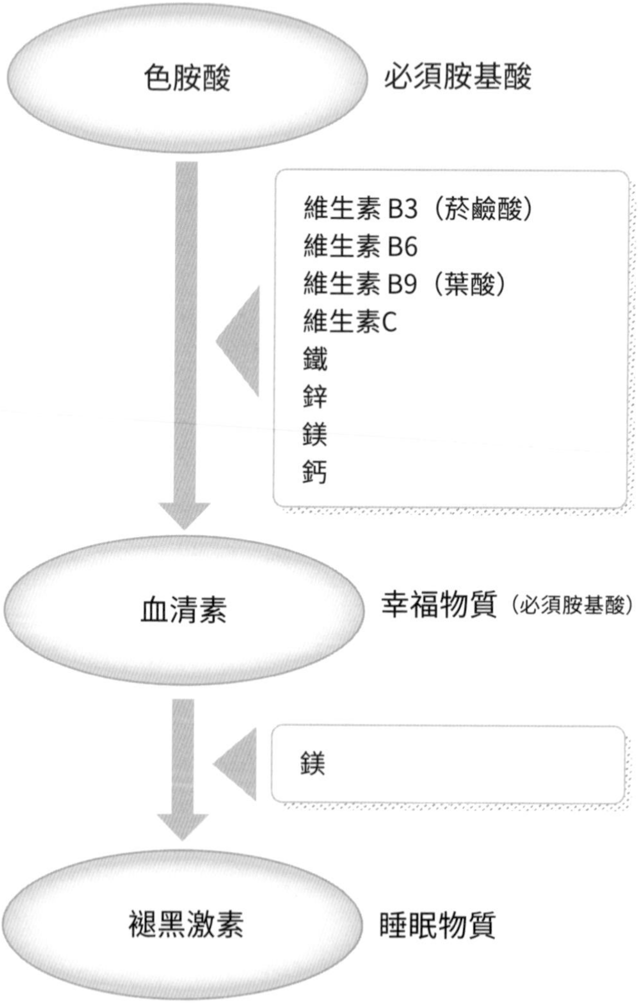

05 男性漏尿和禿頭該怎麼辦？

禿頭和陽痿問題的救星就是鋅！

要是缺乏鋅，人體就會出現各種症狀

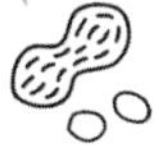

血清素的合成需要鋅，這裡就來詳細說明鋅的作用。

鋅是人體內含量僅次於鐵質的第二多礦物質，全身的內臟都含有鋅。新細胞生成需要大量酵素的作用，這些作用絕大多數都需要鋅。

然而，男性的兩大困擾禿頭（掉髮）和陽痿（精力衰退）的原因，就在於缺乏鋅，所以在美國，鋅又稱作性礦物質。

鋅會在體內製造新細胞時發揮功用，因此細胞會不斷汰換新生的頭皮，精囊、攝護腺都會因會缺鋅而導致功能下降，引起掉髮和性能力衰退。[14]

精囊會製造精子和男性荷爾蒙，攝護腺則會製造精液，要是這些部位功能低落的

話……

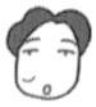

那豈不是不配當男人了嗎？

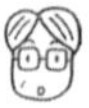

我可沒有說得那麼直白，不過差不多就是這麼一回事吧。

後果還不止如此。

鋅與各種細胞的生成有關，如果體內缺乏鋅，就會造成味覺障礙（舌味蕾）、皮膚炎、掉髮、白髮、指甲病變、貧血（骨髓生成）、發育障礙、性功能障礙（精子生成、性激素分泌）、低血糖（胰島素分泌）、免疫力下降、憂鬱（血清素形成）、失眠（褪黑素形成）、慢性發炎等各式各樣的症狀。

精神方面的症狀，也可能是起因於鋅不足。如同前面提過的，色胺酸需要鋅才能轉換成血清素。

人體一旦缺乏鋅，就容易導致憂鬱症和失眠，可見鋅和精神疾病息息相關。

水煮蛤肉罐頭、牡蠣、牛肉都富含鋅！

富含鋅的食物有水煮蛤肉罐頭、牡蠣、牛肉、凍豆腐、雞肝。鋅的一日建議攝取量爲10mg，相當於罐頭水煮蛤肉6顆、牡蠣3顆、牛排1片、雞蛋12顆、花生米333顆。

蛋要吃到12顆喔？

這裡的蛋是指只有蛋黃，牡蠣的話吃3顆就好。如果不喜歡吃牡蠣，還可以選蛤蠣、凍豆腐、雞肝和牛肉等多種食材。

蛤肉的水煮罐頭鋅含量是生食的三倍，而且罐頭十分便利，只要6顆就能攝取足量。罐頭打開後，裝進小玻璃瓶裡放進冰箱常備保存會更方便。

不過鋅的吸收率偏低，在腸道只能吸收三成左右，爲了促進吸收，必須設法同時攝取維生素C和檸檬酸。將包含這兩種營養素的檸檬擠在蛤蠣、牡蠣、牛排上，風味和吸收率都會加倍，所以在生蠔上面擠檸檬汁不是沒有道理的。

富含鋅的食物（1天建議攝取量10㎎）					
罐頭水煮蛤肉6顆	牡蠣3顆	凍豆腐2／3塊	牛排1片	雞肝7串	花生米333顆

如何改善漏尿？

雖然這和鋅沒有直接的關聯，不過男性還有一個令人煩憂的困擾，就是「漏尿」。

醫師，其實我最近也有漏尿……

果然，畢竟你有攝護腺肥大的問題。到了55歲左右，很多男性都會出現攝護腺肥大，膨脹的攝護腺會壓迫尿道，膀胱也會逐漸硬化。

漏尿的原因有很多，這是屬於「泌尿科」的範圍。很遺憾的是，我的診所並沒有泌尿門診。

不過我畢竟是學醫的，醫學知識還是比一般人更豐富，也認識泌尿科的醫師，我以這個爲前提，回答太田先生的問題。

漏尿的原因很多，其中之一就是剛剛提到的攝護腺肥大導致尿道狹窄。這就像是水管變細一樣，排尿的強度會變弱。

您說的沒錯，我年輕時尿尿都用噴的，最近卻變成滴滴答答的。

看來您深有體會了。滴滴答答代表堆積在膀胱的尿液在全部排光以前，就先覺得「已經尿完了」而停止排尿。但是，其實尿還殘留在膀胱和細長的尿道裡，所以穿上內褲以後，還會繼續滲漏出來，甚至還會沾濕褲子。

對對對，就是尿不乾淨，而且還會有想尿的感覺。

堆積尿液的膀胱也會隨著年齡而逐漸變硬喔，年輕時才會像富有彈性的氣球一樣伸縮自如。

近年的藥局也開始販售男用的防漏尿內褲、防漏尿墊，請放下多餘的自尊，好好善用這些產品吧。另外，在排尿後稍微按壓一下肛門偏前方的會陰處，可以減少漏尿。

如果只是漏一兩滴，還不至於弄濕褲子；但要是漏出10cc甚至20cc，看上去就會很明顯了。當然女性也會有漏尿的問題，不過「機制」和男性並不相同。

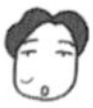就是說啊，這樣會讓男人的尊嚴不保呢……

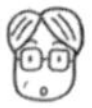要改善這個問題，就是規律的生活和飲食，還有運動。

雖然要立刻改善生活並不容易，不過還是費點心改善飲食和運動，當作吃「藥」吧。

「緩慢深蹲」和「臀部體操」（參見P229）也可以鍛鍊骨盆底肌，有助於改善漏尿和漏便。

06 「納豆」是超級食物

納豆是可以改善大多數疾病和不適的強大食物

「納豆激酶」可以清血液！

「納豆」是大豆食物中效果多樣化的超級食物，它最大的特徵，就是「納豆菌」在發酵時製造出來的「納豆激酶」。

納豆激酶的發現者是日本的須見洋行教授。他年輕時在芝加哥大學留學、研究血栓溶解劑時靈光一閃，想測試納豆菌的蛋白分解酵素是否有助於溶解血栓，便將納豆顆粒放在血栓上。隔天他回到研究室，發現培養皿裡的血栓居然完全溶化變透明了。

他回到日本後，隨即專心投入「納豆菌」的研究，從納豆絲中萃取出可以溶解血栓的酵素「納豆激酶」，並於一九八六年發表這項成果。

之後，他調查了全世界兩百多種食物，並沒有發現血栓溶解作用比納豆更好的食物。[15]

納豆有助於溶解血栓，可以讓血液更接近清澈的狀態，腦梗塞、心肌梗塞的風險也會明顯下降。請大家務必將「每天1盒納豆」加進菜單裡，不必特別烹調就能立刻食用，就算是懶人也沒問題。

醫師……可是我實在受不了納豆那種味道。

加一點柚子醋攪拌，味道就不會那麼重了，1盒加2小匙就好。

另外加麻油、橄欖油、蔥花、韓式泡菜、黃芥末、芥末也很有效果，依自己的喜好嘗試看看吧。

不管是什麼，只要「加一下」，效果就完全不同。

「納豆」所含的維生素K有驚人效果

心肌梗塞和腦梗塞使用的「薄血丸」（華法林），是可以預防血液凝固（血栓）的藥品。血液凝固需要維生素K，而薄血丸會妨礙維生素K的活動，使血液不易凝固。

納豆就含有豐富的「維生素K」。這麼說來，納豆會抵消掉薄血丸的效果。所以，醫師都會指示服用薄血丸的病人不要吃納豆。

但大衆將這件事誤傳成「吃心臟病藥的人不能吃納豆」，還有不少病患會問醫師吃「血壓藥」是否就不能吃納豆。其實，心臟病藥、血壓藥的種類多得不勝枚舉，但不能吃納豆的藥就只有薄血丸而已。

「維生素K」也能預防骨質疏鬆症

提到骨質疏鬆症，多半都會說是缺乏鈣質和維生素D，因爲維生素D可以促進小腸吸收鈣質。

但是，還有另一個重要的維生素，就是可以幫助吸收後血液裡增加的鈣質沉積在骨骼裡的「維生素K」。

維生素K可以讓鈣質沉積在骨骼裡、形成骨質，所以要是缺乏維生素K，就算吃一大堆富含鈣質的食物、提高血液中的鈣質濃度，骨骼本身也不會鈣化。豈止如此，還會造成「腹部大動脈鈣化」，反而在棘手的部位鈣化。

不知道大家是否聽說過腎臟鈣化這個說法呢？

也就是說，好不容易攝取的鈣質沒有發揮作用，就直接跟著尿液排出去了吧。

沒有錯，反而還會引起「泌尿道結石」。

所以，重要的是確實攝取維生素K！

納豆含有豐富的「維生素K」，對於骨質疏鬆症的預防和治療有很大的效果。日本納豆消耗量最高的地區是福島縣，最低的則是和歌山縣（二〇一六年調查）。[16] 比較這兩個縣市的停經後女性骨質密度，福島市爲107％，和歌山市爲97％，相差有10％之多。而且，納豆消耗量越少的地區，大腿骨折的病例也越多。

維生素K的藥品有「固力康」（Glakay，Menatetrenone），不過吃納豆也能得到同樣的效果。

另外還有一種藥品叫作「安妥良」（Actonel），是可以提高骨質密度的骨質疏鬆症用藥。它雖然是提高骨質密度和強度的理想藥物，但是無法與很多種藥合併內服。

另外，它還會造成食道潰瘍、胃、十二指腸潰瘍、顎骨壞死、壞死性外耳道炎等嚴重的副作用或併發症。雖然每個月只需要服用一次，但一顆藥錠的原價就要約800台幣，非常昂貴。

考慮到藥物的利弊，我的診所都會指導患者多多透過「魩仔魚乾」之類的食物攝取「鈣質」和「維生素D」。

冬天讓手和臉曬太陽約1小時，夏天則是在樹陰下曬半小時左右，並攝取富含「維生素K」的「納豆」，促進鈣質沉積在骨質裡。

而且，納豆不只能改善骨質疏鬆症，還能預防腦梗塞、心肌梗塞、癌症、老化，是一舉兩得、三得的超級食物。

我不只把它當作健康食物推薦給病患，愛吃納豆的我本身1天也會吃上2盒，我家的冰箱裡也總是備著10盒左右的納豆。

用納豆菌整頓「腸道環境」

對納豆菌而言，胃裡的強烈胃酸是難以生存的環境，因此當納豆菌通過胃時，會變成孢子活著通過，抵達腸道以後才會恢復成細菌並增殖。

喔喔~很厲害嘛！

「納豆菌」這個名稱聽起來很像是壞菌，但其實它挺聰明的呢！

納豆菌的生存能力很強，會殺死自己以外的細菌，不過它可以和乳酸菌、雙叉乳酸桿菌這些好菌共存。

與其等到肚子不舒服時馬上吃藥，不如平時就常吃納豆、增加我們腸道內的納豆菌，打造出完善的腸內環境吧。

07

「腸道是第二個腦」

腦內激素「血清素」有90%是由腸道生成

腦的神經傳導物質全部都存在於小腸

前面提到，納豆裡富含的色胺酸會變成血清素，有助於預防憂鬱症。

應該很多人都以爲攸關憂鬱症的血清素主要儲存在腦部，其實它大多存在於小腸。人體內的血清素總量爲10mg，其中90%儲存於小腸的細胞裡。

人類的小腸有一億個神經細胞，腦部裡所有的神經傳導物質，也都全部存在於小腸。而且腸道擁有不需要腦和脊髓的命令，也能獨自運作的神經網路，因此又有「腸道是第二大腦」的說法。[17]

這裡就來說明得更詳細一點吧。

在生物的進化過程中，神經系統最初生成的並不是腦部，而是腸道。像水母和海葵這類腔腸動物至今仍沒有大腦，但牠們的腸道有神經網路，是靠腸道來下判斷，而非大腦。

喔～是靠腸子啊！

腦部是經過長久的歲月以後，才從腸道進化而來。大腦發達後，我們的腸道依舊不是靠著大腦的命令運作，而是依自己的判斷發揮功能。

人類的腦無法判斷食物安不安全，所以才會吃下含有毒素和細菌的食物；但腸道可以明確判斷食物是否有害，只要判定有害，就會產生嘔吐或腹瀉反應、將食物排出體外。

如果沒有腸道做出正確的判斷，我們就無法維護健康和生命了。

這間診所之所以不開止瀉藥，就是這個緣故嗎？

是的，腹瀉只是身體想排出壞東西才會產生的反應，如果用藥物阻止它的話……

壞東西就會留在身體裡了！

沒錯。一般只要吃助消化的消化酵素就夠了，但如果是食物中毒，則需要服用抗生素。不過太田先生的腹瀉和嘔吐並不是細菌引起的，只是生活習慣混亂導致腸胃沒有正常蠕動，這種人其實還不少呢。

不依賴腸胃藥，先調整生活習慣、找回健康的腸胃才是上策。

爲了讓「第二大腦」正常運作，最重要的就是接下來要談到的腸內環境整頓。

「腸道菌叢」是抵抗病原菌的腸內細菌堡壘

近年的基因研究十分進步，連無法培養的細菌也能檢驗出來，因此可以確定腸道的細菌種類多達四萬種，數量有一千兆個以上。

一、一千兆個！

就是這些細菌，決定了腸內的環境。

人類的細胞數量大約有三十兆個，令人驚訝的是，數量有人類細胞數約27倍的細菌，居然可以在腸內共存。

固體糞便中，有三分之一就是腸道細菌和細菌的屍體，另外三分之一是老化的腸黏膜，剩下三分之一則是食物的殘渣。

將人類的腸道展開後，面積相當於一座網球場，而腸道細菌就像花叢一樣生長在腸黏膜上，所以稱作「腸道菌叢」。

腸道細菌會形成菌叢占地爲王，攻擊後來入侵的病原菌、保護同夥的細菌，藉此維持我們的健康。幸福物質血清素，就是來自於腸道細菌居住的腸道菌叢。

腸道細菌有好菌和壞菌

腸道菌大致可以分成好菌、壞菌、中性菌這三種。

好菌包含雙叉乳酸桿菌和乳酸菌等，會讓腸道保持酸性、殺死有害細菌，可以幫助消化，生成血清素和維生素。

壞菌包含產氣莢膜梭菌和大腸桿菌等，會促進腸內腐敗、增加氨等有害物質。這就是放屁散發惡臭的原因，還有腸道吸收有害物質後造成肝臟、心臟、腎臟障礙，以及老化、癌症、生活型態疾病的原因。

中性菌是指既非好菌也非壞菌的各種細菌，數量占了全體的四分之三。身體不舒服時會突然變成壞菌的擬桿菌就是中性菌。

大腸桿菌雖然歸類爲壞菌，不過它能幫助食物消化、與維生素合成，排除沉積在腸道內的有害O－157大腸桿菌，所以功能算是不小，重點在於腸道細菌的平衡。

腸道細菌的平衡度會隨著發育成長而大幅變化。

幼兒期的腸道細菌中，占有最大優勢的是雙叉乳酸桿菌等好菌，其他細菌的數量極少；但是當嬰兒開始學吃副食物以後，中性菌的擬桿菌就會快速增殖，使雙叉乳酸桿菌減少。

而且，當人邁入老年以後，壞菌的產氣莢膜梭菌就會增加，糞便的腐臭也會更明顯。

優格不管飯前飯後吃都有效

發酵食物最推薦的是優格，它富含代表好菌的乳酸菌。

優格的雙叉乳酸桿菌不耐胃酸，所以只有大約一成能夠活著抵達腸道，不過雙叉乳酸桿菌生存的優格液含有可以增殖的因子，所以重要的是多多攝取。

常聽到有人問優格應該飯前吃還是飯後吃？其實兩者都各有效果。

飯前吃優格可以穩定之後進入腸胃的醣類吸收作用，避免血糖快速上升，有預防糖尿病和肥胖的效果；而飯後吃優格，因爲優格的乳酸菌不耐胃酸，所以比起在胃酸濃度高的空腹時吃，飯後吃才能讓更多活菌抵達腸道。

如果目的是增加腸道的好菌、提高免疫力，可以把優格當作飯後的甜點。

如果要增加好菌，就需要多攝取膳食纖維和寡糖當作菌種的飼料。

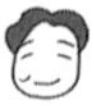說「飼料」就更能感覺到乳酸菌也是一種生物呢。

如果是無法接受牛奶等乳製品的人，可以改吃「醬菜」。

韓式泡菜的乳酸桿菌不會被胃酸殺死，可以直接抵達腸道、整頓腸道環境，對花粉症和便祕也好處多多。

膳食纖維又分爲水溶性和非水溶性，好菌特別偏愛水溶性纖維，所以要多攝取海帶、海帶芽、水果、豆類等水溶性纖維；非水溶性纖維無法消化，但可以增加糞便量、促進排便，所以也要攝取穀物、蔬菜、豆類等非水溶性纖維。

而寡糖是雙叉乳酸桿菌的飼料。

富含寡糖的食物有大豆、味噌、醬油、母乳、牛奶、香蕉、蜂蜜等。香蕉烤熟到全黑後，寡糖含量會大增，所以「添加烤香蕉的優格」可以增加雙叉乳酸桿菌。

腸內製造的免疫細胞多達80%

剛剛談完「腸道是第二大腦」後，這裡再順便多提一點腸道的話題。腸道的主要作用有：①「消化吸收」的活動、②以「第二大腦」的身分，製造出90%的幸福物質血清素、③製造出80%的「免疫細胞」。

這裡來說明③的作用吧。

消化道是從口腔通到肛門、連接體外的管道，雖然位於體內，但其實算是體外。細菌、病毒、異物會陸續從口腔入侵，所以爲了保護身體，全身有80%的免疫細胞都位於腸道。

腸道的黏膜具有號稱免疫力「總司令部」的淋巴組織「派氏集合淋巴結」，可以生成大量的免疫細胞。它能快速掌握外敵入侵的情報，並建立防禦、攻擊體系。

大多數疾病都是起因於「慢性發炎」。近年來發現，這也是造成腸道細菌混亂、導致腸黏膜破損的一大原因。

小腸的黏膜一旦破損，「未消化」的蛋白質、細菌、病毒、食物添加物就會滲漏到血液中，這種狀態就稱作腸漏（Leaky Gut）。[18]

我們每天都會吃三餐，所以消化道裡會接觸大量的異物，況且食物並非完全「無菌」，上面也會附著各式各樣的細菌。

聽說腸道不管再怎麼清理，還是會有微生物……

我們有80%的免疫細胞存在於腸道，以便壓制異物，腸道還會形成堅固的屏障，防止異物入侵。

但要是因爲腸黏膜發炎或損傷，導致腸黏膜屏障穿孔，未消化的大分子就會進入血液中，引發過敏或慢性發炎。

發生腸漏的原因，可能是食物添加物過多的飲食破壞腸道細菌平衡，或是糖分攝取過多，使壞菌增加。尤其是人造奶油和起酥油屬於「反式脂肪」，是不存在於自然界的異物，會破壞腸黏膜屏障，引起腸漏。

延長母乳期可以預防過敏

兒童往往會有食物過敏、異位性皮膚炎、兒童氣喘；2～3歲的嬰幼兒腸黏膜發育尚未完成，處於接近腸漏的狀態，餵食各種斷奶用副食物，可能會造成蛋白質未能充分分解成胺基酸，使大型的蛋白質分子直接從腸孔入侵體內。

蛋白質分子屬於異物，會引起過敏反應，所以建議不要太早餵食寶寶副食物，盡可能延長母乳期，才能預防兒童的過敏症狀。

不過，還是會有幼兒在尚未吃副食物的母乳期間就患上過敏，這是因爲母乳裡濃縮了母親所攝取的食物。要是母親吃了食物添加物過多的零食，大量食物添加物就會透過母乳進入幼兒的腸道，使幼兒的腸漏狀況加劇、引發過敏。

我在診所都會指導哺乳中的母親「避免吃食物添加物過多的零食當作點心，要用水果代替」，且盡可能「延長母乳期」。

第 3 章

「黃色食物」特別能夠預防動脈硬化

黃色的代表食物是「油」，
一起來好好了解其中的「不飽和脂肪酸」。

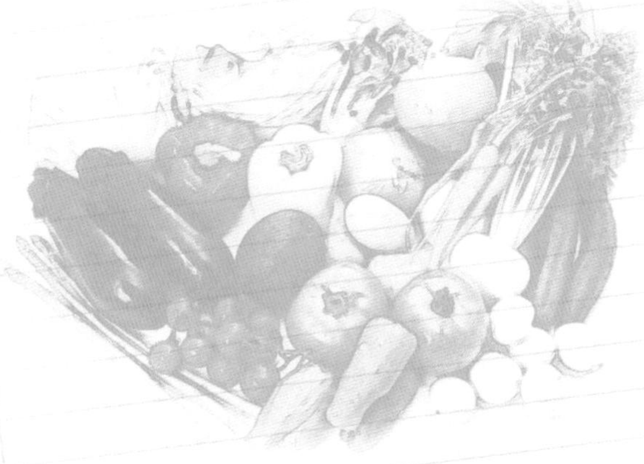

01

「油」也有百百種

只要攝取「ω－3脂肪酸」就不會心肌梗塞、腦梗塞

油真的對身體不好嗎？

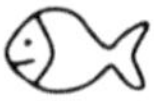

健康的飲食生活，必須妥善和「油」打好交道。

油……就相當於「黃色」。

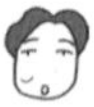

醫師，可是大家都說油很不健康欸……？

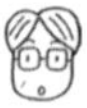

這只是程度的問題。而且油也有好壞之分，後面會再繼續說明。

據說屬於動物性脂肪的飽和脂肪酸會增加膽固醇、引起動脈硬化，所以大家普遍

把油當成是造成肥胖和動脈硬化的兇手。然而，動脈硬化的主要原因並不是脂肪攝取過多，而是醣類攝取過多（參見P159）。

一九七七年，美國心臟病協會提出了「脂肪有害理論」，聲稱奶油等動物性脂肪是引發心肌梗塞的原因，因此美國人開始減少攝取動物性脂肪，卻相對增加了醣類的攝取，造成美國的肥胖人士和糖尿病患者大增。

到了二〇一四年，有報告指出「脂肪有害理論」誤導大眾，美國才終於結束這長達40年的失敗飲食指南。[1]

構成油脂的「脂肪酸」，大致分爲飽和脂肪酸和不飽和脂肪酸。飽合脂肪酸主要包含在乳製品和肉等動物性脂肪內，而不飽和脂肪酸則主要包含在植物和魚類的脂肪裡。

不飽和脂肪酸裡也有必須脂肪酸。必須脂肪酸是人類活動必備的營養素，但無法在人體內自行合成，所以只能透過外界（食物）攝取。

你聽過「ω－3脂肪酸」嗎？

有有有，我還聽過ω－6喔！

健康食物的廣告上常常會出現這些名詞呢。

ω脂肪酸（α－亞麻酸、ＥＰＡ、ＤＨＡ等）是人體無法自行製造的必須脂肪酸，又是最健康的油脂。ω－6脂肪酸也是必須脂肪酸。

不飽和脂肪酸當中，ω－3脂肪酸和ω－6脂肪酸都是「必須脂肪酸」。這兩種必須脂肪酸無法由人體自行生成，需要透過食物來攝取。

ω－3脂肪酸的「ＥＰＡ」「α－亞麻酸」「ＤＨＡ」都是好油

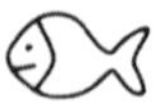

油對我們來說是能量的來源，也是構成細胞膜、荷爾蒙、腦神經的重要營養素。充分攝取ω－3可以預防動脈硬化和失智症，了解油脂的相關知識，就能擺脫生活型態疾病。

有個說法叫作「因紐特悖論」，是指因紐特人（愛斯基摩人分支的美洲原住民）和歐美人同樣都吃脂肪占卡路里四成的高脂肪食物，但心肌梗塞的死亡率卻只有歐美的十分之一。

最後研究的結果顯示，因紐特人的主食是魚和海豹，內含的ＥＰＡ可以預防心肌梗塞。[2]

EPA和ω－3的脂質，在青背魚裡的含量都很豐富。

那就是「青花魚類」吧。我超愛吃，但它好容易「臭酸」。

像是鯖魚，如果釣起來後不馬上吃，很快就腐敗了。除了青花魚類以外，生魚片也非常有益健康，但必須夠新鮮才行。

鯖魚罐頭之類的就很不錯呢～

那也可以。要是覺得生魚片不新鮮，就趕快加熱！就算是購買專家切的生魚片，特別是在夏天，如果直接放進購物袋帶回家、沒有加保冷劑的話，那可是很危險的。

接著來說明ω－3脂肪酸。

①EPA（二十碳五烯酸）：EPA是一種構成水產生物脂質的不飽和脂肪酸，沙丁魚和鯖魚內的含量都很豐富。它具有降低血壓和血中脂質的作用，已製成實用的醫藥品，以便改善動脈硬化造成的症狀和高血脂症，另外還有預防高血壓、發炎和防止癌細胞增生的效果。

②「α－亞麻酸」：作爲含有ω－3的植物油而廣爲人知的紫蘇油和亞麻仁油，

都含有豐富的α－亞麻酸。

α－亞麻酸進入人體後，會先變成EPA，再變成DHA。所以討厭吃魚的人，只要在餐桌上放一瓶紫蘇油或亞麻仁油，就能輕鬆攝取ω－3。

③DHA（二十二碳六烯酸）：DHA是EPA變化而成的油，不只效果等同於EPA，還是腦神經最需要的油脂，可以提升腦部功能、改善記憶力。

「ω－6」和「ω－3」的理想比例是4：1

ω－3屬於軟性油脂，ω－6則是固性油脂。

ω－3的EPA和DHA可以有效保持細胞膜水潤，是腦、神經經胞修復再生的必備營養素，能夠預防失智症和憂鬱症。

另外，它還能增加好膽固醇的HDL、減少中性脂肪，具有清血液作用，還能預防心肌梗塞和腦梗塞。

而且，它也能預防花粉症、異位性皮膚炎、氣喘等過敏症狀，是非常理想的油脂。

另一方面，ω－6的亞油酸在沙拉油、加工食物裡的含量較多，屬於固態油脂，攝取過多會引發各種生活型態疾病。

細胞膜會攝入營養和傳導物質、排出代謝產物，所以必須保持柔軟；但是爲了支撐整個細胞，又必須具備某種程度的堅固。因此，重要的是保持這兩種特性相反的油脂平衡。

我們平常攝取的ω－6：ω－3的比例大約是「10比1」，ω－6的攝取量壓倒性的多，是因爲我們都在不知不覺中吃下許多市場加工食物的緣故。

而日本厚生勞動省建議的ω－6與ω－3的比例是「4比1」[3]，所以要多多攝取ω－3、保持均衡。

秋刀魚、竹莢魚、沙丁魚、鯖魚、鰤魚、鰹魚等青花魚類，用魚漿製成的魚板、魚肉甜不辣都富含ω－3的EPA和DHA，建議一天至少吃一次。也很推薦吃可以簡單攝取的「罐頭鯖魚」。

另外，攝取亞麻仁油、紫蘇油所含的ω－3後，在體內就會變成EPA和DHA。

不常吃魚的人，建議每天可以將2小匙「亞麻仁油」或「紫蘇油」，加入優格、果汁、湯品、味噌湯、納豆、涼拌豆腐、沙拉裡食用。

亞麻仁油是什麼……？

亞麻仁油是從亞麻種子低溫壓榨萃取而成，未經過己烷溶劑萃取和加熱處理，是非常安全的油脂，其中55％都是ω－3的「α－亞麻酸」。

但它不耐高溫、易氧化，所以做成醬料是最理想的方法，在超市也能買到喔！

另一種「紫蘇油」，是烘焙紫蘇科的紫蘇種子後低溫壓榨萃取而成，裡面也富含ω－3的「α－亞麻酸」，採用和亞麻仁油一樣的調理方式攝取即可。

含有ω－9脂肪酸的「橄欖油」可以降低30％心肌梗塞風險

橄欖油是富含ω－9「油酸」的健康油脂，是從煎炒到製作醬料，任何烹調手法都適合的萬用油。

竟然還有ω－9啊！

嗯，這部分不用記得太詳細也沒關係。

簡單來說，不飽和脂肪酸的ω分類，有3、6、9。只要記住奇數的ω－3和9是有益身體的油，偶數的ω－6是對身體有害的油就好了。

西班牙曾經在多個設施裡針對七千多人進行臨床實驗，研究顯示連續五年攝取使用初榨橄欖油調理的地中海料理，心肌梗塞和腦中風的發作風險會降低大約30％。[4]

地中海料理的特色是添加了大量的ω－9橄欖油，且ω－3的魚料理較多，肉類料理偏少，還攝取了很多色彩繽紛的蔬菜水果，豐富攝取ω－3和9的「不飽和脂肪酸」，有助於預防動脈硬化。

「橄欖油」要選擇初榨油

橄欖油含有80％的「油酸」，具有抗氧化、降低膽固醇的作用；它很耐高溫，所以可以加熱烹調，也可以調製成沙拉醬，是非常方便的烹飪用油。

但最需要注意的是，要選購低溫壓榨的第一榨「初榨橄欖油」。

那和普通的橄欖油不一樣嗎？

純度完全不一樣喔。簡單說，橄欖油是壓榨橄欖製成，而初榨橄欖油就是其中「最早榨出的油」！

好像還有一種叫作「純橄欖油」啊……？

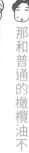

那是將第一榨的「殘渣」用溶劑萃取法萃取而成的精製油，為了增加風味而又加了一點「初榨油」做成的產品。它可以大量生產，所以價格低廉，但橄欖油的效果較低。

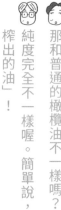

「初榨橄欖油」這麼費工夫，感覺會很貴啊！

初榨橄欖油的價格確實偏高，購買前需要衡量一下荷包，不過爲了健康長壽著想，還是投資下去吧。

選購油品時，要同時考慮烹調方法

最廣爲使用的沙拉油，是以大豆和玉米爲原料。

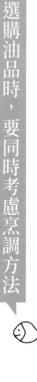

大豆本身是健康食物，但是絞碎成粉狀後，無法用低溫壓榨法榨出油脂，因此需

要用己烷溶劑萃取法萃取，高溫處理、精製成油脂。

這就是所謂的「沙拉油」。爲了去除己烷（清洗引擎使用的石油溶劑），需要用200℃以上的高溫處理。此時會產生毒素（羥基壬烯醛），變成有害健康的油。[5]

清洗引擎?!

對，那種東西不可能有益身體吧。

好恐怖！

和己烷溶劑萃取法製成的油一樣，有害健康的人造油都含有「反式脂肪」。像是用化學方式凝固液態植物油製成的人造奶油和起酥油。

這些是不存在於自然界的油（反式脂肪），要是用來當作細胞膜的材料，就無法充分發揮功用，於是造成過敏、生活型態疾病、癌症。

反式脂肪是非常惡質的脂肪，歐美國家都已經頒布法規明令限制反式脂肪的食物。[6]但加工食物和零食都添加了大量的起酥油，所以大家要仔細確認包裝的成分標示，保護自己的健康。

那麼，接著來說明各種烹調方法的選油重點，請見下頁圖：

Dr. 聰明用油法

1. 日式天婦羅和油炸料理最好選用最不易氧化的「米糠油」。

2. 炒菜要用不易氧化的「橄欖油」「麻油」。

3. 炒菜和醬料的萬用油是「初榨橄欖油」。

4. 醬料裡最好能添加「紫蘇油」「亞麻仁油」的ω—3。

5. 儘量避免使用萬惡根源「沙拉油」。

02 膽固醇真的這麼壞嗎？

雞蛋是多吃也不會危害健康的優良食物

膽固醇和中性脂肪哪裡不一樣？

我做健康檢查時，曾經被醫師指出膽固醇和中性脂肪的數值異常。

但是話說回來，這些數值到底哪裡不行呢？而且我也不知道膽固醇和中性脂肪的差別……

簡單來說，「中性脂肪」是儲存能量用的油，「膽固醇」是構成我們身體的細胞膜和荷爾蒙的重要原料。

膽固醇又有壞膽固醇和好膽固醇之稱。

號稱壞膽固醇的「ＬＤＬ」，是會從人體的生產工廠肝臟輸送至全身細胞的膽固醇，如果這種膽固醇過多，就會造成動脈硬化，所以才稱作壞膽固醇。

另一方面，「ＨＤＬ」則是會將全身多餘的膽固醇回收至肝臟，改善動脈硬化，所以稱作好膽固醇。

但是，有壞膽固醇之稱的ＬＤＬ就算數值偏高也沒有害處，有害的是氧化的膽固醇。[7]

膽固醇氧化就會變成異物，堆積在血管壁上，引起動脈硬化。

中性脂肪是造成動脈硬化的主因

中性脂肪增加，會使膽固醇變成容易氧化的「極惡膽固醇」（小型ＬＤＬ），[8]會輕易氧化、引起動脈硬化。

醣類攝取過多導致中性脂肪升高，是造成動脈硬化的元凶，而中性脂肪會因爲當天的飲食內容而隨易升降。

只要在健檢前一天控制晚餐和飲酒，健檢當天不吃早餐去抽血（空腹時抽血），就能輕易取得正常數值，所以很容易忽略。因此不能只是像健檢一樣空腹時抽血，也必須在飯後抽血檢查、觀察數值的上升程度。

抽血檢查時，中性脂肪並不像膽固醇的數值那麼讓人重視，但其實中性脂肪才是心肌梗塞和腦梗塞的主因。

比膽固醇還棘手呢！那要吃什麼才好呢……？

我都會指導患者攝取可預防高中性脂肪血症的半醣餐，並建議他們多吃雞蛋，以免好膽固醇HDL下降。

雞蛋是「完全營養食物」

血液中的膽固醇有八成是在肝臟合成，從飲食中攝取的膽固醇僅僅只有二成左右。

就算飲食攝取過多膽固醇，肝臟也會抑制合成來調節，所以即使吃下5～6顆富含膽固醇的雞蛋，也不會影響到血液中的膽固醇值。[9]

醫師，從以前就有人說蛋會提高膽固醇欸……

的確如此。一直到最近，「膽固醇是造成動脈硬化的原因，所以要少吃高膽固醇的雞蛋」這個說法，害得雞蛋被汙名化。

不過事情並沒有那麼嚴重，而且雞蛋還是營養均衡的「完全營養食物」。

是富含胺基酸之類的嗎……

沒有錯，這就是重點！

蛋白屬於優良蛋白質，均衡包含了八種「必須胺基酸」。

表示「必須胺基酸」均衡度的數值，稱作「蛋白質消化率校正胺基酸評分」。只要看一下蛋的胺基酸評分，會發現它所含的必須胺基酸全都超過滿分的100分，而且含量非常平均、接近正八角形，[10]這也就是爲什麼雞蛋會被稱作「完全食物」。

Dr. 雞蛋是完全營養食物！

蛋的必須胺基酸

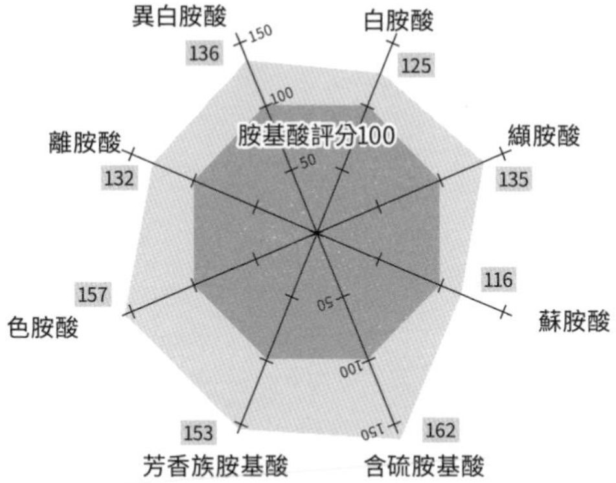

2顆蛋的能量和各營養素量的比例

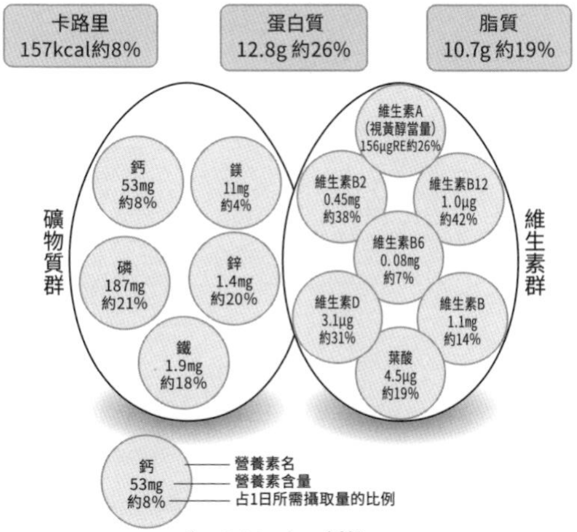

1mg=0.001g，1μg=0.001mg

http://www.nasufarm.com/topic/000014.html ⑩

蛋白可以預防運動障礙症候群

很多老年人都是因爲蛋白質不足導致肌力下降或骨質疏鬆症，因摔倒骨折而臥床不起，這對於迎向高齡化社會的國家來說，是非常大的問題。

提升肌力需要做緩慢深蹲（參見P229）等肌肉訓練，並攝取優良的蛋白質，因爲骨骼需要蛋白質的膠質，才能使鈣質沉積下來。

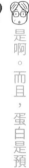

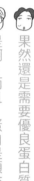

果然還是需要優良蛋白質啊。

是啊。而且，蛋白是預防運動障礙症候群的好幫手。

運動障礙……？

簡單說就是年紀增長卻又不運動，肌肉就會逐漸變少。比如大腿肌肉減少會加重膝蓋負擔，再加上不運動的話，腳踝、髖關節等部位的功能就會衰退，容易發展成需要看護照顧或長臥不起的狀態，這就是運動障礙症候群。

此外，老年人臉色不好的「貧血」患者，通常都是起因於「低蛋白血症」而非「缺鐵」。

低蛋白血症……？？

它好發於常常偏食又不吃魚、肉、牛奶的人。只要問這些人愛不愛吃蛋，他們都會回答愛吃蛋，可是都盡量不吃，以免引起動脈硬化。

因此，我告訴他們就算吃5～6顆雞蛋，也不會影響血液裡的膽固醇值，並指導他們每天吃2～3顆蛋。結果一個月後，他們的血液中膽固醇值不僅沒有上升，蛋白質還恢復正常值，貧血也有所改善，臉色變得非常紅潤，皮膚也變年輕了。

一份煎蛋包就可以攝取2～3顆蛋了，如果嫌麻煩，做成炒蛋也可以。

雞蛋的「卵磷脂」可以活化腦部、促進血液循環

雞蛋富含蛋白質、維生素、礦物質。在維生素方面含有大量維生素A、B_2、B_6、B_{12}、D、E、葉酸；礦物質方面則均衡包含了鈣、鎂、鋅、鐵、磷。減肥人士可以吃蛋來補充容易缺乏的蛋白質、維生素和礦物質。

而且，雞蛋的卵磷脂可以活化腦部，蛋白有美容效果，溶菌　還有抗菌效果。

雞蛋的營養素會受到母雞吃的飼料影響，日本某家雞蛋公司就在母雞的飼料裡添加魚和魚油，生產富含EPA和DHA的雞蛋上市販賣。

人的「細胞膜」主要是油脂構成。「卵磷脂」是一種油脂，是細胞膜和腦神經細胞的主要成分，它還會生成神經傳導物質乙醯膽鹼，可以提升記憶力、預防失智症、改善自律神經失調。

所以它是維護腦跟神經系統不可或缺的營養素吧。

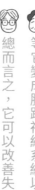

沒錯。蛋黃和大豆裡都含有卵磷脂。

等它變成腦跟神經系統以後，腦筋永遠都能動得很快。

總而言之，它可以改善失智症等各種症狀。

美國佛羅里達大學的佛羅倫斯．薩福德教授在一九九四年發表一項報告，他針對四十一名50～80多歲有記憶困難的人，請他們連續五週、每天攝取500mg的卵磷脂營養補充品，結果短期就讓他們健忘和想不起人名的症狀改善了一半。[11]

卵磷脂還能促進血液循環，具有預防和改善動脈硬化、高血脂症、心臟病、腦中風等血液和血管相關的疾病。

卵磷脂的一天建議攝取量爲500mg，如果想一次達標，則需要吃下4顆雞蛋、雞肝

富含卵磷脂的食物（1天建議攝取量500mg）				
雞蛋 4顆	雞肝 6串	牛排 3片	紅鮭 10片	毛豆莢 540個

6串、3片牛排、10片鮭魚切片、540個毛豆莢，可見很難用一道料理充分攝取。

如果想要補充不足的分量，也可以服用大豆卵磷脂的營養補充食物。

我自己每天都會在優格裡加半包大豆卵磷脂（1600mg／1包）和2小匙亞麻仁油。

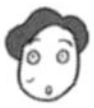
簡直就是全腦大補帖啊！

雖然沒辦法用一道餐點攝取完畢，但這麼做就能設法達標了。當然，我也很愛吃雞蛋和雞肝，每天都會吃。

所以醫師你過了70歲還是這麼精力充沛啊。

既然你都這麼想了，那你自己也要多注意健康啊。

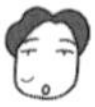
蛤～～！

03 南瓜是維生素E的寶庫

維生素E可以防止細胞氧化（老化）

維生素E是細胞膜修護的必備材料

細胞膜的成分是油脂，容易氧化，所以需要有強大抗氧化作用又不易溶於油的維生素E來保護細胞膜。[12]

油脂的修護少不了維生素E，而且維生素E還有美容效果，能預防動脈硬化、溶血性貧血、更年期障礙。

富含大量維生素E的食物有南瓜、杏仁、黃椒，如果想一次攝取每日建議攝取量8mg，只要5分之1顆南瓜就夠了，或是杏仁22顆、黃椒2個。

杏仁的維生素E有美容、回春、穩定精神的效果

保護我們的細胞以免氧化的「維生素E」，含量最豐富的食物是「杏仁」。它具有非常明顯的美容效果，一天只要吃約20顆，持續吃兩週左右，皮膚就會變得滑潤有光澤。

杏仁還有預防老化、動脈硬化、肥胖的效果，也能促進生長激素分泌，有回春的功效。

不只如此，杏仁還含有均衡的礦物質。一旦缺乏礦物質，就會出現精神不穩定等各種症狀，所以杏仁是非常有用的礦物質補給食物。

南瓜的維生素ACE讓你再也不感冒

黃色食物的後備軍，就是「南瓜」。俗話說「冬至吃南瓜就不會感冒」，南瓜從以前就是健康必備的食材。

南瓜富含維生素C、E，而且β－胡蘿蔔素的含量約是青花菜的五倍、約是青椒

富含維生素E的食物（1天建議攝取量8㎎）			
南瓜 1／5顆	杏仁 22顆	鰻魚 1人份	甜椒 2個

的十倍，具有強大的抗氧化作用。

β－胡蘿蔔素進入體內後會轉換成維生素A。維生素A、C、E號稱是維生素ACE（王牌），抗氧化作用極佳，有預防老化和提高免疫力的效果。

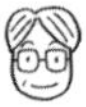
「餺飥」是我的故鄉武田信玄甲斐國（山梨縣）的鄉土料理喔。

加入南瓜的餺飥很好吃呢！

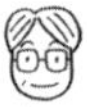
根據二〇一六年各都道府縣的「健康長壽」調查，山梨縣的男性名列第1，女性名列第3，所以山梨縣的鄉土料理才成為廣受矚目的健康餐。[13]

「餺飥」是將麵粉擀成像扁麵一樣又平又寬的麵，用來代替烏龍麵。以味噌作爲湯底，添加南瓜、豬肉、油豆皮、小芋頭、胡蘿蔔、蔥、香菇、白菜等身邊現成的肉類和蔬菜，像熬煮烏龍麵鍋一樣細火慢燉，再依喜好打上一顆雞蛋就完成了。

這種南瓜、雞蛋、味噌組成的超級食物團體，簡直就是「超級完全食物」。

不過，「烏龍麵」會提高醣類的攝取，所以千萬不能放太多。

每當我覺得自己有點感冒時，都不會吃感冒藥，而是改吃南瓜餺飥，溫熱身體內部並好好睡一覺。只要這麼做，隔天早上感冒就完全康復了。

第4章

「紅、橙色食物」可以預防骨質疏鬆症、肌膚老化、痛風

紅、橙色食物可以強化骨骼，打造不會臥床的強健身體。

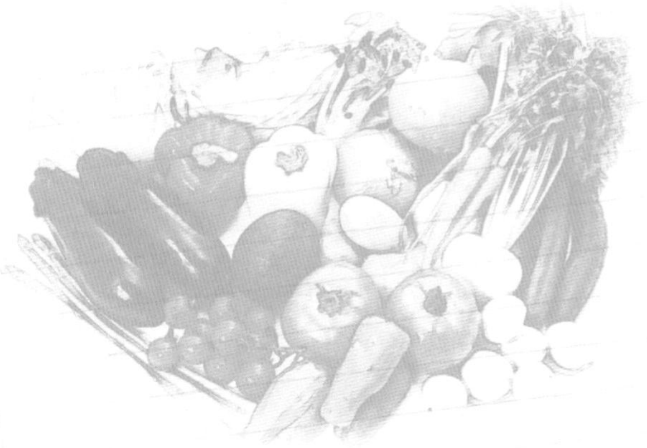

01 維生素C的作用以及富含維生素C的食物

維生素C要這樣吃！

維生素C的主要功效是預防老化的抗氧化作用

「七色飲食」繼綠、褐、黃後，接著就是「紅、橙色」了。這裡想強調的營養就是「維生素C」。

說到「維生素C」，比較容易聯想到「檸檬」的黃色呢。

的確，但其實各種顏色的水果和蔬菜都含有維生素C，尤其是新鮮的「紅色食物」，像是西印度櫻桃、紅椒、草莓等。維生素C有很強的抗氧化作用。

原來這麼強嗎？

對，非常強大。

那麼，維生素C「該怎麼吃呢」。

維生素C和維生素E的效果幾乎相同，但維生素E是可溶於油的脂溶性維生素，而維生素C是可溶於水的水溶性維生素，就算一次大量攝取，也不會儲存於細胞內，而是溶入血液中在體內循環，大約3小時就會隨著尿液排泄出去。

這樣好不容易攝取的維生素C都丟掉了，好浪費啊。

乍聽之下這好像是缺點，但其實算是優點喔。因為維生素C本身很容易氧化，必須不停汰舊換新才行。

維生素C會自己氧化生鏽，但是並不會使其他細胞氧化，而是逕自排泄出去、結束任務，是個非常有犧牲奉獻精神的維生素。

但也因爲維生素C會立刻排泄至體外，所以必須餐餐補充攝取。可以選擇早餐喝蔬果汁，如果不喝果汁，改吃沙拉也無妨，但要小心水果的糖分含量。

促進分泌抗壓力的荷爾蒙，同時提高免疫力

人一承受壓力，就會分泌荷爾蒙來對抗壓力，要是身體全力分泌荷爾蒙，就會產生大量活氧，內臟也會變得容易氧化。

而維生素C可以幫助去除內臟的氧化、保護內臟功能，還能增強攻擊細菌和病毒的免疫細胞，對於各種壓力來說，維生素C是不可或缺的紓壓幫手。

所以，處於感冒、受傷、加班等壓力下時，就吃草莓和柳橙等水果來補充維生素C吧！

維生素C會與膠質合成、製造出肌膚、血管、骨骼

維生素C與「膠質」的合成息息相關。

膠質是一種蛋白質，大多存在於皮膚、血管、骨骼、軟骨當中，而製造膠質的主要材料，就是「蛋白質」「鐵」「維生素C」這三者。

膠質是黏接細胞與細胞的接著劑，可讓肌膚光滑有彈性、具有美容的效果；另

外，它還有助於形成血管，預防血管病變；也有助於骨骼生成，可預防骨質疏鬆症。

讓我們就從維生素C對皮膚的效果開始談起吧。

電視的購物頻道都有說啊！膠質可以美容什麼的。

是的，皮膚的膠質可以連接各個細胞，讓細胞伸縮自如、保有彈性。

……意思就是缺乏維生素C的話，就無法產生膠質，肌膚就不再光滑有彈性了嘛！

沒錯。從這個角度來看，維生素C是非常重要的營養素。

添加膠質的飲料和食物並沒有直接的效果

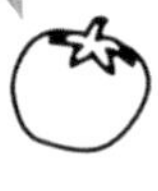

電視購物都會大肆廣告添加膠質的飲料或營養補充劑，號稱可以保持美麗又有活力的肌膚。

但是，就算吃喝昂貴的膠質，人體也不會直接吸收、送去修補肌膚。也就是說，屬於蛋白質的膠質會分解成胺基酸後，被腸道吸收。吸收後的胺基酸會變成各種蛋白

富含維生素C的食物（1天建議攝取量100mg）				
西印度櫻桃 1顆	紅椒 1／2顆	草莓 10顆	檸檬 1顆	柳橙 4／5顆

質的材料，未必會優先變成膠質。

而從便宜又美味的魚、肉、雞蛋、大豆等食物攝取優良的蛋白質，並多吃富含維生素C的水果和蔬菜，就能在體內製造出優良的膠質。

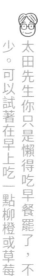

喔～比如說有哪些食物呢？

吃紅椒、草莓、柳橙，就能在體內合成優良的膠質，發揮美容的效果。

我最愛草莓和柳橙了，雖然我也經常不吃早餐……

太田先生你只是懶得吃早餐罷了，不過現代人太忙碌，這種人倒是不少。可以試著在早上吃一點柳橙或草莓，感覺就完全不一樣喔。

「早餐的水果是一天內最有益健康的食物」，這句話可不是空穴來風！

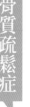

維生素C可治療骨質疏鬆症

骨骼的構造就和鋼筋混凝土一樣，鋼筋的部分是由膠質構成，包覆

在鋼筋外的混凝土就是鈣質。

即使骨質密度檢查的結果是鈣質充足，但要是缺乏膠質，鋼筋的部分還是會衰弱，導致骨折。而膠質需要的，是大量的維生素C和充足的蛋白質。

骨折後，需要四至六週的時間才會長出新的骨骼。有報告指出，只要補充充足的維生素C，大約兩週就能長出新骨骼，然而現狀卻很少有醫師會指導患者補充足夠的維生素C來幫助骨骼生成。

我所居住的地方是北陸地區的雪鄉，日照時間較短，「骨質疏鬆症」的患者非常多，因爲農耕或下田工作，使脊椎受到壓迫而彎曲的「脊椎壓迫性骨折」相當明顯。

壓迫性骨折的患者除了缺乏鈣、維生素D、維生素A、維生素K以外，最大的原因是缺乏維生素C、蛋白質、鐵，導致膠質合成不佳，使骨骼的鋼筋部分退化。

所以，我的診所爲「脊椎壓迫性骨折」的患者進行飲食指導時，都會要求他們在剛開始的兩個月餐餐吃魚、肉、蛋、乳製品、大豆製品，以攝取膠質的材料「蛋白質」來增加膠質合成；另外也要持續多吃「鐵」吸收率高、富含動物性血基質鐵的水煮罐頭「蛤蠣」，以及富含「維生素C」的西印度櫻桃汁、紅椒、草莓、柳橙等。

水溶性維生素C即使攝取過量，也會立刻隨著尿液排出，所以每餐分成少量攝取也非常重要。

兩個月以後，則是多多攝取富含維生素A的雞肝和胡蘿蔔、富含維生素A、C、E的紅椒、富含維生素K的納豆、富含維生素D和鈣質的魩仔魚乾和紅鮭，復健也會更加順利。

日本人的平均壽命當中，女性是87歲、排名世界第1，男性則是81歲、排名第3，但其中包含了看護期間十年（女性約十三年，男性九年），這是非常大的問題。造成老人臥床不起的一大原因，就是骨質疏鬆症造成的骨折。大家一定要攝取維生素A、C、D、K和充足的蛋白質，過著健康的人生。

富含維生素C的食物有哪些

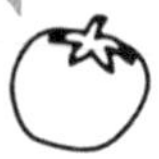

「維生素C」在西印度櫻桃、紅椒、草莓等鮮紅色的食物，和檸檬、柳橙、葡萄柚等橙色食物裡的含量都很豐富。

維生素C的一日建議攝取量爲100mg，只要1顆西印度櫻桃就夠了，或是紅椒半個、草莓10顆、檸檬1顆、柳橙1顆也能充足攝取。

「西印度櫻桃」的維生素C是檸檬的十七倍！

那麼，接下來說明各種食物該如何吃最好。

「西印度櫻桃」的維生素C是檸檬的十七倍，新鮮的西印度櫻桃不容易在市場上找到，所以改用包裝飲料的西印度櫻桃汁攝取也沒問題。

如果是市售的西印度櫻桃汁（原汁含量10％），只要半杯就能達到一日建議量。

「紅椒」是從青椒改良而成的品種吧。

嗯，可以這麼說。紅、黃、綠這些鮮豔的顏色和甜味都是維生素的特色。

原來那就代表維生素很豐富……！

「紅椒」含有維生素A、C、E，尤其是維生素C特別豐富，有抗氧化作用、美容效果、預防感染、紓緩壓力的效果，顏色也很開胃，是炒菜時最好能加入的食材。

「草莓」富含維生素C、花色素苷、葉酸、膳食纖維、木糖醇，而木糖醇可以減少造成蛀牙的變種鏈球菌，預防蛀牙，所以有蛀牙煩惱的人最適合用草莓當點心了。

02 成熟番茄的抗氧化力不可小覷！

「茄紅素」是可以預防動脈硬化、高血壓、糖尿病的厲害成分

「茄紅素」是天然的紅色色素

電視上的健康節目常常會提到番茄的效果。

說起番茄的營養素，那首先會想到的就是「茄紅素」了。茄紅素是番茄、小番茄、葡萄柚、西瓜、柿子裡都含有的紅色天然色素。

茄紅素具有強大的抗氧化作用，效果是β－胡蘿蔔素的兩倍、維生素E的一百倍、維生素C的三千七百倍。

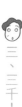

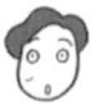

三、三千！

富含茄紅素的食物（1天建議攝取量15mg）			
番茄汁 1／2罐	小番茄 10顆	番茄 2顆半	葡萄柚 1顆半

就是三千七百倍，所以要多吃一點喔。

茄紅素的抗氧化作用可以預防動脈硬化、高血壓、糖尿病，還有美容效果。而且，它還能和葉黃素相輔相成，預防白內障和黃斑部病變。

不只如此，茄紅素還有預防攝護腺癌的效果[3]，番茄的功用非常大。

富含「茄紅素」的食物有番茄、小番茄、葡萄柚、西瓜、柿子。一日的建議攝取量爲15mg。

「番茄」加熱後，茄紅素吸收率是「生吃」的3倍

茄紅素是人體無法自行生成的成分，只能從番茄等食物中攝取。

生番茄都會以帶點青綠色的狀態出貨，尚未成熟的番茄1公斤只含有5mg左右的茄紅素，但熟透的番茄卻含有50mg左右。

只要變紅就會變十倍啊！

是的，所以要盡量選購熟透的番茄喔。

另一方面，加工食物都是使用成熟的番茄，含有大量茄紅素。

加工可以釋放封閉在細胞壁內的茄紅素，幫助吸收，所以番茄汁和番茄醬也是相當健康的加工食物。

關於烹調方法，建議番茄加熱調理會比生吃更好。加熱會破壞細胞壁，讓茄紅素的吸收率變成三倍，而且加熱會使分量變少，可以輕鬆吃下2～3個。

所以意思是生吃也好，煮熟吃也很好嗎？

沒錯。茄紅素會溶入油脂，如果用橄欖油加熱烹調，吸收會更好，還能加上橄欖油油酸的健康效果，一舉兩得。吃生番茄時，淋上橄欖油也能促進吸收。

那要吃多少才夠呢……？

茄紅素的一日所需量為15mg，只要大番茄2顆，或番茄汁半罐就能達標。如果是番茄醬，則是4大匙。

番茄除了含有茄紅素以外，還有β－胡蘿蔔素、維生素A、B_1、B_2、C、E、鉀、鎂、鈣、鐵、檸檬酸、蘋果酸、膳食纖維等各式各樣的營養素。

維生素C有美容效果，是不耐高溫的水溶性纖維，所以生吃番茄才能有效率地攝取維生素C。

鉀可以改善高血壓，檸檬酸、蘋果酸、維生素B_2則有消除疲勞的效果。

「胡蘿蔔」是保護眼睛、肌膚、血管的「黃綠色蔬菜之王」

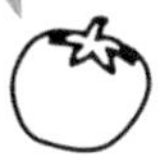

β－胡蘿蔔素一名是取自胡蘿蔔，可見胡蘿蔔含有豐富的β－胡蘿蔔素。每100g的胡蘿蔔有9mg的胡蘿蔔素，是菠菜和南瓜的兩倍以上，有「黃綠色蔬菜之王」的稱號。

胡蘿蔔具有強大的抗氧化力，因此對眼睛、肌膚、血管都有各種功效。

胡蘿蔔的效果都是來自於β－胡蘿蔔素，以及β－胡蘿蔔素變換而成的維生素A；另外還有茄紅素、葉黃素、花色素苷、香豆素、鉀和膳食纖維等多種營養素的加乘效果。

總覺得含有很多成分，簡單說就是全部都對身體很好吧。

嗯，就是這麼回事。

首先，β－胡蘿蔔素可以保護「血管」。

β－胡蘿蔔素具有強大的抗氧化力，可以避免脂質氧化、預防血管動脈硬化；香味成分香豆素可以清血液，預防血栓、心肌梗塞、腦梗塞；鉀對高血壓有預防和治療的效果。

β－胡蘿蔔素還會保護重要的「眼睛」。由β－胡蘿蔔素變換而成的維生素A可以構成視網膜的感光成分，能預防夜盲症，有消除眼睛疲勞的效果；另外，它還能避免角膜乾燥、預防乾眼症；而葉黃素可以避免智慧型手機的藍光造成眼球的黃斑部和水晶體氧化。

β－胡蘿蔔素還能保護「黏膜和皮膚」，消除紫外線引發的活氧，控制黑色素生成；維生素A可以維持黏膜和皮膚正常運作，預防口腔發炎、皮膚乾燥和粗糙，具有綜合性的美容效果。

β－胡蘿蔔素可以保護黏膜並提高免疫力，不僅如此，β－胡蘿蔔素也能預防「癌症」。具有預防口腔癌、咽喉癌、食道癌[4]、胃癌的效果。

β－胡蘿蔔素要用油烹調、溶入油脂中，吸收率會比生吃更好。胡蘿蔔生吃的吸收率爲10％，水煮30％，加油料理則是60％。

比起做成生菜沙拉，還是更推薦加油熱炒，或是切絲做成胡蘿蔔炒蛋等，做成沙拉吃時，可以淋上亞麻仁油或橄欖油。

「β－胡蘿蔔素」的抗氧化力是維生素C的一千兩百倍！

β－胡蘿蔔素的抗氧化力，有維生素C的一千兩百倍。

一、一千兩百倍！

你從剛才就一直在吃驚呢，總之，七色的食物效果就是這麼厲害。

既然有一千兩百倍，感覺可以治百病呢。

β－胡蘿蔔素可以預防任何活氧引起的疾病，還能改善白內障、老年黃斑部病變、失智症、癌症、傳染病，有助於骨骼、神經成長。

富含β－胡蘿蔔素的食物（1天建議攝取量30mg）				
胡蘿蔔 1／5條	菠菜 3株	南瓜 1／10顆	哈密瓜 1／9顆	橘子 3顆

β－胡蘿蔔素的抗氧化力

↓

維生素C的一千兩百倍！

03 維生素A可以強化「骨骼」

人體無法自行製造維生素A，只能靠「吃」攝取！

動物性食物含有大量維生素A

維生素A是一種會溶入油中的脂溶性維生素，是人體內無法自行製造的維生素，必須多注意從飲食中攝取，以免不足。

一般提到維生素A都是指動物性的維生素A，雞肝裡的含量最多，雞蛋、牛奶、乳製品、魚等動物性食物裡的含量也很豐富。

人體要是缺乏動物性維生素A，β－胡蘿蔔素就會依所需的量變換成維生素A來補充不足的部分；孕婦缺乏維生素A，會造成胎兒畸型。

維生素A也與骨骼的形成有關，是乳幼兒的骨骼成長和預防老年人骨質疏鬆症的重要維生素。

愛喝啤酒的人容易得痛風！

和維生素A有關的疾病是「痛風」。痛風是普林分解形成的「尿酸」所引起的疾病。

痛風引起的腳拇趾關節炎非常疼痛，是酒鬼、嗜甜食的人、肥胖人士容易得到的病，太田先生懂吧。

唔……我聽不太清楚欸……

你還真是只會挑好話聽。總之，近年來各大廠商紛紛推出無普林、無醣的啤酒，至少也要挑這些來喝。

話雖如此，其實普林的量會促使酒精提高尿酸值，所以千萬不要受到啤酒公司的廣告蠱惑。

首先，高尿酸血症的成因是攝取過多普林含量高的食物。

普林是基因的DNA、RNA的原料，在雞肝、魚白等食物都含有大量普林，分量大約是300mg／100g；沙丁魚、鰹魚、蝦等海鮮和乾貨也有200mg／100g，普林含量相當豐富。

不過，大量喝啤酒的人雖然容易得痛風，但啤酒1罐只含有20mg的普林，不到海鮮和乾貨的十分之一，又爲什麼喝酒會提高尿酸值呢？

這是因爲酒精會分解食物中所含的普林，促進尿酸生成，而且酒精產生的「乳酸」會抑制「尿酸」排入尿液中，會提高血液中的尿酸值。

此外，「果糖」和「葡萄糖」攝取過多，也會提高尿酸值。

果糖一如其名，就是水果裡含有的糖分。尿酸值偏高的原因，果糖會促進尿酸合成，葡萄糖又會抑制尿酸排入尿液。

而「砂糖、精製糖」是葡萄糖和果糖結合而成的糖，攝取太多砂糖，也一樣會提高尿酸值。

果汁、可樂、運動飲料、零食類都含有大量砂糖和果糖，要多加注意，飲料還是建議喝水、無糖的綠茶、紅茶以及咖啡。

吃肝油攝取維生素A可以治療痛風

體內容易產生普林的人，就算遵守嚴格的飲食療法，也很難降低尿酸，所以醫師會開立處方箋。

但是除了藥物以外，眞的沒有辦法了嗎？

尿酸結晶成針狀後會引起發炎。即使尿酸很高，只要沒有結晶化，痛風就不會發作。

維生素A可以抑制尿酸結晶，所以多多攝取維生素A可以預防痛風發作，[5]但絕大多數醫學書籍都沒有提到這個效果，不知道這件事的醫師也很多。我是從生物化學相關的書上得知這個事實，才應用於治療痛風。

雞肝是維生素A最豐富的食物，但也含有很多普林，如果是爲了治療痛風而需要攝取充足的維生素A，建議可以改吃肝油。

維生素A屬於油性，所以肝油內的含量十分充足。一般藥局販售的肝油丸很好入口，方便攝取。

我的診所裡有患者因爲痛風多次嚴重發作而來看診，我建議他吃每天吃2顆肝油丸，結果短短兩週就不再發作了。

之後即使尿酸還是很高，又吃自己愛吃的高普林食物，但是旅行到處趴趴走時也沒有再發作了。

不過，維生素A是會溶於油脂的脂溶性維生素，容易儲存在體內，所以一定要遵守攝取量。過度攝取會導致頭痛、嘔吐、掉髮，在懷孕十二週內過量攝取則會造成胎

富含維生素A的食物（1天建議攝取量0.7mg）		
胡蘿蔔 3／5條	菠菜 8株	南瓜 1／5顆

兒畸型。

另一方面，植物性的β－胡蘿蔔素只會依人體需求轉換成維生素A，所以並沒有過剩的問題。

富含維生素A的食物有哪些？

那麼，接著就來看富含植物性維生素A（原維生素A）的食物吧。維生素A的一日建議攝取量爲0.7mg，如果想一次攝取，只要吃胡蘿蔔5分之3條（100g）、菠菜8株（150g）、南瓜5分之1顆（210g）就夠了。

04 紅鮭可以改善血液循環

紅鮭的紅色是天然色素蝦紅素

紅鮭其實是白肉魚!?

這裡要說明的「蝦紅素」，是擁有抗氧化力的鮮紅色天然色素，包含在紅鮭、鮭魚卵、蝦子、螃蟹裡。[6]

鮪魚、鰹魚含有很多運送氧氣的紅血球血紅素，肉質呈紅色，所以稱作「紅肉魚」。而鯛魚、比目魚的血紅素含量較少，肉質呈白色，所以稱作「白肉魚」。

這麼說來，你知道紅鮭是紅肉魚還是白肉魚嗎？

不就是紅肉魚嘛？

其實，紅鮭是白肉魚喔。紅鮭的紅色並不是紅血球的紅，而是天然色素「蝦紅素」的紅。

因紫外線而生成的活氧會對皮膚細胞造成極大的傷害，但蝦紅素可以避免氧化、預防肌膚老化。[7]蝦紅素能預防紅血球膜氧化、改善血液循環，消除眼睛疲勞、肩膀僵硬、頭痛、全身疲勞，還有增強活力的效果。[8~12]

吃「紅鮭」可以促進血液循環，消除疲勞！

紅鮭的鮮紅色素蝦紅素的抗氧化力，是維生素C的六千倍、維生素E的一千倍，堪稱最強。[13][14]更令人吃驚的是，紅鮭的營養效果還不止如此。

六、六千倍！好難想像喔，反正很厲害就對了吧。

它有改善血液循環、恢復視力、消除疲勞、美容的效果，剛才也說過它有抗老化的效果。

富含蝦紅素的食物（1天建議攝取量6mg）			
紅鮭 1片	櫻花蝦 4小碟	甜蝦握壽司 15貫	鮭魚卵壽司 20貫

富含「蝦紅素」的食物有哪些？

蝦紅素的一日建議攝取量爲6mg，理想攝取量爲12mg。

紅鮭的蝦紅素含量最豐富，1片（100g）就能攝取到一日所需的6mg；櫻花蝦、甜蝦、鮭魚卵的含量也很多，櫻花蝦4小碟（85g）、甜蝦握壽司15貫（150g）、鮭魚卵壽司20貫（200g），就能滿足所需的量。

吃紅鮭不會得骨質疏鬆症

紅鮭含有豐富的維生素、礦物質、ω－3、蛋白質，我們來看吃1片100g的煎烤紅鮭，可以攝取多少一日所需的各種營養素吧。

紅鮭裡含量最多的營養素，是可以鞏固骨骼和牙齒的「維生素D」，每100g裡就含有0.038mg。只要吃1片100g的紅鮭，就能攝取一日所需量0.0055mg的7倍，也就是說，一週吃1片紅鮭，就能攝取一週所需的維生素D。

維生素D是人體接觸紫外線後可以在體內生成的維生素，是在日照不足的環境下容易缺乏的維生素。爲了避免骨質疏鬆症，必須多多透過魚類來攝取。

對胃炎、腹瀉、神經痛也有效

紅鮭裡含量第二多的營養素是「維生素B_{12}」，有一日建議攝取量的一・五倍之多，只要吃1片就能攝取一日所需的量，能夠改善神經痛、胃炎、腹瀉和貧血。

而維生素B_3的「菸鹼素」，1片紅鮭可以攝取到一日建議量的一半。

菸鹼素是代謝三大營養素醣類、脂質、蛋白質所必須的營養素，可以促進腦神經代謝，改善憂鬱症、焦慮精神官能症、思覺失調症等精神症狀，也能保持皮膚黏膜健康，改善口腔發炎、皮膚炎、食欲不振、腹瀉。

「ω－3」的油脂在魚類的含量較多，1片紅鮭就能攝取到一日建議量的一半。ω－3的EPA可以清血液，預防高血脂症、高血壓、心肌梗塞、腦梗塞。DHA可以活化神經細胞和大腦，提高記憶力和學習能力。

1片紅鮭可以攝取到「蛋白質」一日建議量的一半。蛋白質是由許多胺基酸合成，在體內成爲肌肉和內臟的組成成分、酵素和荷爾蒙的材料，以及神經傳導物質的成分。

只要吃1片紅鮭，就能獲得均衡的營養，是具有明顯消除疲勞效果的理想食材。

紅鮭用煎烤或裹粉油煎，可以充分攝取EPA和DHA

我最喜歡吃煎鮭魚酥脆的皮了，聽說魚皮含有膠質。

皮下脂肪層不只含有膠質，而且ω－3的EPA、DHA和維生素含量比魚肉更豐富。熊在湍急的河邊吃鮭魚時，甚至還只吃完皮就把肉丟掉呢，魚皮是美味又富有營養的部位。

EPA、DHA在超過200℃的狀態下就會分解減半，用油炸（200℃）會驟減至45％，但是煎烤鮭魚還能保留75％。

如果是裹粉油煎的作法，就能保留95％。所以從營養學方面來看，會建議採用法式麥年作法。超級簡單的煎鮭魚也很不錯。

①煎鮭魚：只要將鹽醃過的鮭魚煎熟就好。適合在下班累得沒有力氣煮飯時做的超簡單食譜，不費工夫就能得到鮭魚消除疲勞的效果。

②裹粉油煎鮭魚排佐南瓜：在鮭魚外層撒上胡椒鹽後，裹上麵粉，放進平底鍋和切片南瓜一起用奶油煎熟，再淋上奶油醬即可。加上南瓜的維生素A、C、E，可以預防感冒。

第 5 章

「紫、黑色食物」可以預防老化、消除疲勞

讓血管有活力，血液清澈無比！
還能防止動脈硬化，也能避免肥胖和代謝症候群。

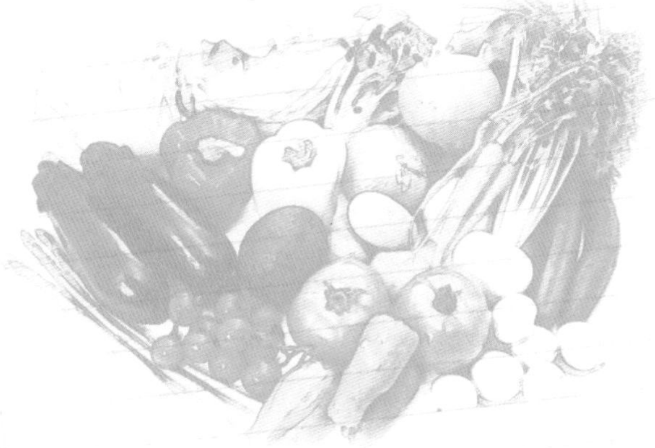

01 紫色素「花色素苷」的驚人效果

水果最好連皮一起吃，果皮通常都是最營養的部分

帶皮食用前要充分洗淨殘留的農藥

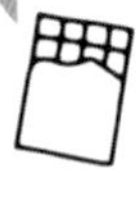

到目前已經談過各種顏色的食物和飲食方法，最後這一章要談的是「紫、黑色」。藍莓、葡萄等紫色的水果，和紫薯、紫高麗菜、茄子等紫色的蔬菜，都含有大量抗氧化作用強大的多酚紫色素「花色素苷」，而深色外皮的含量又特別多，所以帶皮吃是最理想的吃法，請一定要確實洗掉泥土和農藥後食用。

最近的葡萄皮都變薄了，越來越多品種都可以連皮一起吃呢。

烤地瓜也是皮比較好吃吧。

對，特別是烤焦的部分……

可預防肥胖、糖尿病、心臟病、老化

紫色的花色素苷可以抑制內臟脂肪堆積，活化肝臟的脂肪代謝酵素，預防肥胖、糖尿病、代謝症候群。❶❷

根據老鼠的實驗報告，只要在飼料理添加藍莓的花色素苷，有60%的老鼠即使吃的是高脂肪飼料，也一樣能夠抑制體脂肪堆積。

意思就是對肥胖和和代謝症候群也很有幫助……

沒錯，所以要努力多吃一點喔。

而且，花色素苷還能避免血小板在血液中形成凝塊、促進血液循環，改善心血管功能、腎功能、虛冷和免疫力。❸❹

哦，所以可以清血液囉？

對，應該不用我多說了吧。

另外，花色素苷的抗氧化作用很強，有美容效果、預防老化和感染的效果。

紫高麗菜富含「花色素苷」和「高麗菜精」

紫高麗菜含有多種營養成分，花色素苷和高麗菜精的含量特別豐富。花色素苷和β－胡蘿蔔素含量是普通高麗菜的兩倍，可以消除眼睛疲勞、預防生活型態疾病；而高麗菜精可以改善胃炎和胃潰瘍、脂肪肝，有效對付暴飲暴食。

紫高麗菜的維生素C可以保護肌膚，維生素K還能清血液並保護骨骼，還有豐富的膳食纖維，可以整頓腸道環境。

富含花色素苷的食物（1天建議攝取量60㎎）				
紫薯 1／12條	紫高麗菜 2／5片	藍莓 15顆	葡萄 1／3串	茄子 3／5條

紫色食物只要一份就有健康的效果

花色素苷和維生素C都屬於不耐高溫的水溶性，所以紫高麗菜要在切絲以前先水洗，生吃的效果最好，用鮮豔的紫色點綴沙拉等料理，也十分賞心悅目。

營養學上建議簡單調理就好，可以將紫高麗菜切絲後，放上小番茄和藍莓，再淋上自己喜歡的沙拉醬。

如果講求花色素苷的健康效果，一天需要攝取60mg，不過實際上我們攝取的一日平均量只有12mg左右，根本不夠。

將一天的目標攝取量60mg換算成各種食物，相當於紫薯12分之1條（16g）、紫高麗菜5分之2片（18g）、藍莓15顆（15g）、葡萄3分之1串（50g）、茄子5分之3條（70g）。

任何紫色食物都只要吃一種就夠了，但日常的食物當中往往缺乏紫色，所以最好每天都要記得吃一種紫色食物。

食物中的花色素苷含量，會因品種和採收時期而有很大的差異，並沒有正確的數據可以參考，所以這裡提供美國的數據，數值爲每100g食物中的花色素苷含量。

Dr. 富含花色素苷的食物

花色素苷的含量會因品種和採收時期而有很大的差異。
（每100g食物中的花色素苷含量）

藍莓（野生品種）	486.5mg
黑加侖	476.0mg
藍莓（栽培品種）	386.6mg
紫高麗菜	322.0mg
櫻桃	122.0mg
葡萄（康考特）	120.1mg
茄子	85.7mg
紫洋蔥	48.5mg
葡萄（紅葡萄）	26.7mg
黑豆	44.5mg
草莓	21.2mg

（J. Agric. Food. Chem.2006, 54, 4069-4075.）⑤

02 藍莓真的顧「眼睛」嗎？

可以消除眼睛疲勞，但改善視力的效果沒那麼好

藍莓可以消除眼睛疲勞

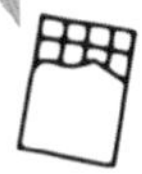

藍莓含有豐富的紫色天然色素花色素苷，抗氧化作用名列前茅；野生品種的藍莓經過改良後，已幾乎沒有病蟲害，不需農藥即可栽培，所以連皮一起吃也沒問題。

藍莓還富含膳食纖維、維生素A、C、E，以及鋅、錳等礦物質。

好處真多啊，而且還能恢復視力、消除眼睛疲勞吧！

的確，藍莓改善視力的效果非常出名，但事實上，眼科醫師都否認藍莓有改善視力的效果。

在富含花色素苷的藍莓研究報告當中，發現它有助於視網膜的維生素A重複利用，可以提高眼睛的夜視能力，這份報告便成爲花色素苷具有視力改善效果的科學證據。[6]

之後，在藍莓的人體實驗中，原本是想研究它是否有助於放鬆負責調整眼睛焦聚的睫狀肌、改善眼睛疲勞，但結果卻不如預期。

也就是說，藍莓「可以有效改善眼睛疲勞，但沒有顯著的恢復視力效果」。[7,8]

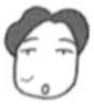
唔……

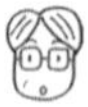
這也是一種觀點啦。沒有哪種食物可以讓人一吃見效，但只要持之以恆，就算是藍莓，還是能夠改善眼睛疲勞，並帶來同等程度恢復視力的效果。

大家可以懷疑藍莓營養補充劑宣稱的明目效果，但就算沒有這些補充劑的宣傳，也不會改變藍莓有益眼睛的事實。

有加強記憶力的效果！

前面提到，研究報告指出花色素苷具有預防肥胖、動脈硬化、糖尿病、心血管、皮膚粗糙、感染、老化等各式各樣的效果，藍莓還會對影響記憶的海馬迴腦神經營養因子產生作用，可以提升記憶力。[9]

在工作的空檔抓一把藍莓乾當點心，就能讓腦部和疲勞的雙眼重新振作起來。

藍莓的產季在六到九月，所以這個時期一定要帶皮吃新鮮的藍莓。我在這段時期，每天早上都會在優格裡加新鮮藍莓一起吃；如果是在非產季，就會搭配果醬或果乾。

將藍莓和香蕉放進果汁機裡打成新鮮果汁或是果昔的作法也很簡單，非常推薦；如果實在沒有胃口，就算不吃早餐，只要吃優格加上2、3顆藍莓或葡萄就可以了。

不過前面也提醒過很多次了，水果含有「果糖」，所以千萬要小心不能過度攝取！

吃水果很好，但果糖（玉米糖漿）不太好

砂糖（蔗糖）會分解成葡萄糖和果糖，水果中就含有很多葡萄糖、果糖和蔗糖。

血糖值是測量葡萄糖的數値，所以吃添加砂糖的食物和水果，血糖就會上升。

前面說過，果糖作爲甜味劑可以稱得上是健康，但飲料裡所含的玉米糖漿之類的果糖一旦大量攝入體內就會轉換成葡萄糖，還會削弱胰島素的功能，引起糖尿病、高中性脂肪血症、肥胖，因而美國就有嚴格限制食物的果糖含量。

水果除了醣類以外，還含有豐富的維生素C和鉀，尤其是水溶性膳食纖維，可以延緩醣類的吸收，避免血糖快速上升。但是水果吃太多，容易引起高中性脂肪血症、糖尿病。橘子建議不要吃超過2顆，鮮榨果汁也不可以喝太多。

03 建議吃黑色、紅色的葡萄

黑葡萄和紅葡萄對健康更有益！

具有補充能量、消除疲勞、改善腹瀉的效果

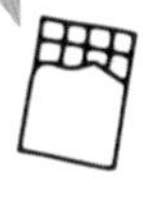

葡萄依果皮顏色區分，大致可以分爲紅、黑、綠這三種，富含多酚的黑色、紅色葡萄比較健康。

葡萄的主要成分爲葡萄糖和果糖，葡萄糖是腦部的能量來源，果肉所含的胺基酸可以幫助腦部運作；葡萄還含有維生素、礦物質，有助於紓緩工作疲勞、夏季熱病，爲產前產後的女性補給營養；並含有鉀，有助於改善高血壓。

偏黑的葡萄果皮富含的紫色素花色素苷，其抗氧化作用可以預防生活型態疾病；澀味成分兒茶素可以縮緊腸道黏膜、抑制發炎、改善腹瀉。

不過，葡萄的含醣量很多，每100g的卡路里爲59卡路里，在水果中算是偏高，要

小心不能吃太多。

說到葡萄就會想到葡萄酒呢，葡萄酒也對身體很好嗎？

畢竟那是酒類，喝太多當然不好，不過和其他酒相比健康多了。

聽說法國人都把葡萄酒當水喝……

說「當水喝」太誇張了，不過在法國只是喝一點葡萄酒，也不會構成酒駕的嫌疑。法國人吃很多奶油、起司、肉料理等動物性脂肪，雖然喝了大量葡萄酒，但動脈硬化的患者卻很少，心臟病死亡率也偏低，實在很矛盾，這種現象就叫作「法國悖論」。

哦～

一九九二年，法國的塞爾日·雷諾博士發表了研究成果，聲稱法國人的心臟病死亡率偏低，是因爲常喝紅葡萄酒。[10]

因爲這項發表，讓全世界掀起一股紅葡萄酒風潮，還有研究報告顯示，紅葡萄酒的白藜蘆醇和單寧酸（兒茶素），可以預防心臟疾病。[11]

這個事實讓大家開始關心食物所含的抗氧化物質。紅葡萄酒可以降低心臟病的風險，但是喝太多會造成脂肪肝，而且葡萄酒的酒精濃度也出乎意料地高。適當的飲用量爲每天2～3杯，要注意避免過量。

此外，因為紅葡萄酒而備受矚目的「白藜蘆醇」，是紅葡萄和聖誕莓裡所含的一種多酚，具有強大的抗氧化力，可以減少膽固醇，降低動脈硬化、心肌梗塞的風險。[12]

它還有美容的效果，可以對抗引發面皰並使其惡化的痤瘡丙酸桿菌，發揮抗菌作用、改善面皰。[13][14]

葡萄乾是適合孕婦、兒童的零食

葡萄乾是將葡萄烘乾去除水分製成，營養和成分都濃縮起來，營養價值比新鮮葡萄更高。

它的鉀含量是香蕉的兩倍，可以預防高血壓、消除水腫，最適合給血壓高的人當作下酒點心；鐵質是黑棗乾的兩倍，含量等同於菠菜，有助於改善缺鐵性貧血。

葡萄乾是適合孕婦和兒童吃的點心。懷孕和哺乳的婦女需要很多營養和能量，也會有想吃甜食的時候，所以用健康的葡萄乾代替對身體不好的零食比較好。

接著來看葡萄的選擇方法和搭配方式。

多酚大多含在外皮和種子裡，所以建議連皮一起吃。黑色和紅色葡萄的顏色就代表成分的特徵，是選擇的重點。

有肥胖、代謝症候群、糖尿病的人，建議選擇富含花色素苷的「黑色」葡萄（巨峰、貓眼葡萄），但是吃太多會造成反效果。

在意斑點、皺紋、皮膚粗糙、面皰的人，可以選擇富含白藜蘆醇的「紅色」葡萄（珍珠葡萄）。

04 茄子的效果和聰明食用法

茄子不要泡水去澀、帶皮吃才能吸收β-胡蘿蔔素

茄子有減肥和預防失智症的效果！

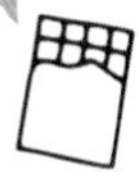

茄子可以煎、煮、炸、蒸、醃，有各式各樣的烹調方法，可以吃得很美味，也很適合搭配油脂，是非常容易料理的食材。

茄子皮所含的花色素苷有美容、預防老化的效果，而且卡路里很低，有助於減肥。

每100g的茄子中含有2.2g的膳食纖維，在蔬菜當中並不算多，但茄子本身水分含量多，尤其是對於糞便老是硬梆梆的人來說，在正餐吃茄子有助於補充水分兼預防便祕，也適合吃大量蔬菜和堅果會使便祕惡化的人。

另外還有一件重要的事。

哦……！

太田先生你對「美容效果」好像興趣缺缺，那「預防老化」呢？

當然在意了。

茄子所含的膽鹼會轉變成神經傳導物質乙醯膽鹼，可預防失智症。

歐美的腦功能強化食物「brain food」清單裡，就包含了茄子。它不只可以預防身體老化，還能防止「智能衰退」，也就是避免癡呆。

茄子最有效用的吃法就是帶皮一起吃

茄子切開後接觸空氣，就會氧化變色，氧化的同時也會失去抗氧化作用。

此外，花色素苷和鉀易溶於水，所以茄子切好以後，千萬不要泡水去澀。建議快速沖一下水，帶皮加熱烹調，以便攝取花色素苷；β－胡蘿蔔素經過油脂烹調後，吸收率也會提升。

我有認識的人在烤肉時，會烤整顆茄子來吃喔。

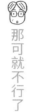

那應該是最好的食用方法了吧，烤茄子完全OK。

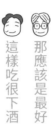

這樣吃很下酒咧。

那可就不行了。

那麼，後面來介紹茄子的食譜，每一道都是相當簡單的料理。

①味噌炒茄子青椒：茄子的β－胡蘿蔔素、味噌的大豆蛋白質都有助於消除疲勞，而茄子的鉀和味噌的大豆卵磷脂都有預防高血壓的效果。

②蒜蓉味噌炒茄子豬肉：茄子有預防老化的效果，豬肉、大蒜和味噌則能夠消除疲勞的效果。

05 芝麻的「芝麻素」有預防老化的效果

吃芝麻、健康活到100歲！

芝麻素有預防老化、宿醉的效果

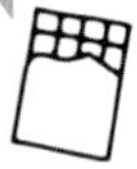

黑色食物「芝麻」有抗氧化作用和預防宿醉的效果。

芝麻的成分芝麻素經常出現在營養補充品的廣告當中，除此之外，芝麻還含有均衡的蛋白質、脂質、鈣、磷、鐵、維生素A、B、D、E、鋅、膳食纖維等營養素。

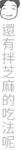

在各種食物上面撒芝麻一起吃就好了吧。

不用吃那麼多也沒關係，只要撒一把就夠了。

還有拌芝麻的吃法呢……

那樣是最好的了，這裡介紹幾道可以迅速完成的簡單食譜。

①芝麻拌牛蒡胡蘿蔔：牛蒡的膳食纖維可以預防便祕和肥胖；胡蘿蔔的 β－胡蘿蔔素能預防老化；再加上芝麻的芝麻素，還有預防宿醉的效果，是最棒的下酒菜。

②芝麻拌魩仔魚乾：魩仔魚乾加芝麻拌勻，再淋上一點麻油即可。芝麻的鈣質加上魩仔魚乾的維生素D，就是一道骨質疏鬆症預防效果絕佳的簡單料理，芝麻的芝麻素還有預防「老化」的效果。

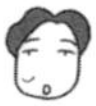
這我常常聽到呢，而且好像還有各種營養保健品。

我不會否定營養品的功效，不過最好還是從食物中攝取。充分攝取芝麻素，就不容易疲勞，身體會更有活力，而且還能鞏固肝臟。

造成老化的活氧，主要是在肝臟裡生成。芝麻的芝麻素可以確實輸送到肝臟，發揮強大的抗氧化作用、處理活氧，讓人重返年輕；芝麻素可以提高肝臟分解酒精的能力，還能分解造成宿醉的乙醛，所以也可以預防「宿醉」。

如果不想宿醉，最好的方法還是克制飲酒，但難免還是會遇上因爲應酬而不小心喝過量的狀況。即便不是如此，酒量不好的人還是需要攝取可以分解酒精的芝麻素。

下酒菜選擇撒了芝麻的料理，這樣隔天早上就能神清氣爽地甦醒。

此外，芝麻素還可以抑制「壞膽固醇」。它具有抑制脂肪合成[15]、促進能量代謝的作用，也有減肥功效。芝麻是運用方便的食物，請多費點心思好好享受它。

芝麻有哪些種類和特徵？

芝麻根據外皮的顏色，大致分爲白芝麻、黑芝麻、金芝麻。

白芝麻的脂肪含量稍高，滋味和香氣都比較柔和，與日本料理等任何食物都對味；黑芝麻的黑色外皮含有花色素苷，香氣強烈且滋味香醇，最適合用來拌蔬菜或是做成布丁等甜點。想要努力預防肥胖和老化的人，特別推薦吃黑芝麻。

金芝麻擁有馥郁的香氣和風味，和日本料理、肉丸子等料理都很對味。

06 巧克力能預防動脈硬化和高血壓

可可多酚可以打造健康的身體

巧克力也能療傷?!

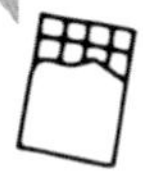

巧克力和可可亞的原料「可可豆」裡所含的「可可多酚」，具有美容的效果，還可以預防動脈硬化、高血壓、老化、感染，並有療傷的效果。

除此之外，它還含有蛋白質、脂質、醣類、膳食纖維、礦物質等成分。

可可多酚能發揮抗氧化作用、抑制活氧生成，改善斑點和皺紋，富有美容效果，堪稱女性福音；還能防止壞膽固醇氧化、預防動脈硬化，能夠擴張血管、降低血壓，並有預防流行性感冒和幽門螺桿菌的效果。

哇，這個也是好處多到數不完，可是吃太多不會卡路里過剩嗎？

可可的卡路里確實很高，以它為主要原料的巧克力也是一樣。任何有益健康的食物，都還是要有限度地攝取。

大學醫院的急救中心發現，吃了巧克力的重傷患者都能快速康復，於是可可才開始受到研究員的矚目。

巧克力可以促進傷口痊癒的原因，在於它含有很多鋅，這是皮膚再生所需的微量元素；而可可多酚具有抑制發炎的功能，加上它還有預防感染的效果，所以才能讓傷口快速痊癒。[16]

那對擦傷或輕微的割傷也有效嗎？

當然囉。不過它只是在基本的傷口處理以後，幫助傷勢恢復而已。擦傷基本上要先在水龍頭下洗掉傷口上的髒污，洗淨後用手帕按住出血部位，壓迫傷口約5分鐘來止血。做好壓迫止血的緊急處理後，再到醫院好好治療傷口。

一天吃半片巧克力磚就好，不可超過一片！

如果是爲了健康著想，可可多酚的攝取量爲一天200～500mg，建議吃半片巧克力磚即可。

剝一塊的分量剛剛好，不管再怎麼愛吃巧克力，最多也不要超過1片巧克力磚。

有些品質粗劣的巧克力可可豆成分很少，和整塊糖沒什麼兩樣，請大家確認包裝上標明的可可豆含量後再購買。

此外，可可多酚易溶於水，進入體內約半小時就會發揮作用，效果可以持需約3小時，所以建議少量多次食用。

1片巧克力磚的咖啡因含量相當於1杯咖啡的十分之一，但是兒童特別容易受到咖啡因影響，要多加注意。

孕婦攝取咖啡因會阻礙胎兒發育，所以懷孕中的婦女也要小心避免吃太多。

「可可亞」能夠提升記憶力

可可亞和巧克力同樣都是用可可豆製成，所以巧克力擁有的可可多酚功效，可可亞也一樣擁有。

而且，可可所含的可可鹼可以提高記憶力、專注力、認知能力，有幫助放鬆、調整自律神經的效果，[17]不只適合兒童，也是適合學生、文書作業人士、中老年人的健康飲品。

①可可亞配藍莓：可可亞可以提高記憶力、專注力，藍莓可以加強記憶力。兩種食物的加乘效果，可以加快文書工作的效率。

②巧克力配葡萄乾或杏仁：有人想吃巧克力，卻又擔心它會致痘，這時推薦將巧克力和能夠抑制痤瘡丙酸桿菌、改善面皰的葡萄乾一起食用；也很推薦搭配有美容效果的杏仁，吃杏仁巧克力就能一舉兩得。

但這些也要注意不能食用過量。畢竟巧克力也含有大量的「糖分」，一轉眼就可能吃出代謝症候群。

末章

適度的運動和優質睡眠，可以提升七色飲食的效果！

不管吃再多「七色食物」，
如果缺乏運動，就只是讓身體的引擎空轉而已。

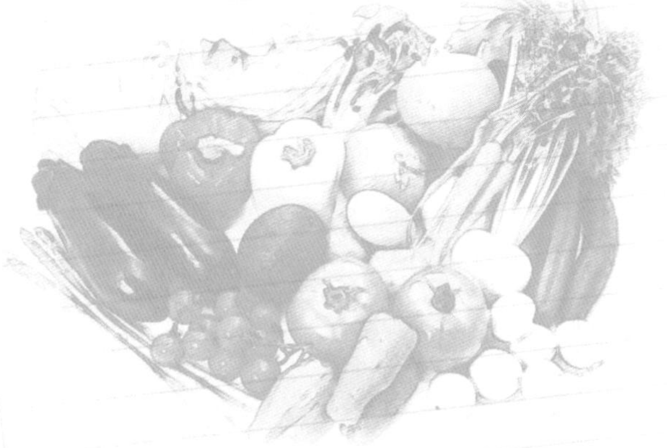

01 年過50就要運動

健走或超慢跑都是可以簡單進行的有氧運動

肌力下降會引起慢性發炎

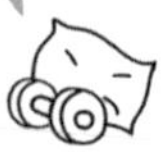

不管吃得再怎麼健康，倘若沒有適度的運動和高品質的睡眠來維持身體，就像是替破破爛爛的汽車加高辛烷值汽油一樣毫無用處。所以，最後我要來談運動和睡眠的訣竅。

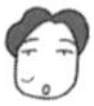

只要吃七色食物就能恢復活力！果然沒有那麼好的事呢。

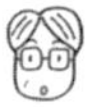

說得誇張一點，如果每餐都吃七色食物，卻完全不出去散步運動的話，反而只需要短短兩週，就能讓一條腿踏進棺材了呢，因為肌肉都退化了。

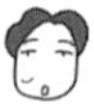
可是要像醫師你一樣每天游泳，感覺好累啊……

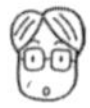
久坐在辦公桌前也會導致肌力退化。只要三不五時離開椅子做做體操，就完全不一樣了。

肌肉的能量生成裝置功能會隨著肌力下降而低落，排出活氧、引起發炎反應，因而隨著年齡增長而引發的肌肉減少症會引起「慢性發炎」，成爲各種疾病的原因。

解決方法就是養成健走和深蹲的生活習慣，以免肌力下降。

有氧運動和無氧運動

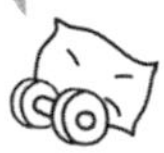

運動大致分爲有氧運動和無氧運動。

「有氧運動」是用較弱的力道持續爲肌肉施加負荷的運動，像是健走、慢跑、游泳等。它會消耗氧氣，燃燒醣類和脂肪來製造能量，有減肥、改善代謝症候群、預防生活型態疾病、預防老化的效果。

而「無氧運動」是用瞬間的強大力量爲肌肉施加負荷的運動，像是深蹲、衝刺、重量訓練等。它不會消耗氧氣，而是消耗可以快速轉換成能量的醣類，可以增強肌力、提高基礎代謝，有預防生活型態疾病和老化的效果。

間歇性快走的作法

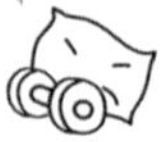

「間歇性快走」，是以當事人感覺有點辛苦的程度快走3分鐘，再慢步走3分鐘，不斷交互進行的健走方式。

這樣持續五個月後，肌力最大可以提高兩成，是由日本信州大學約聘教授能勢博提倡的健走方法。❶

根據研究，用普通的走路方法「一天1萬步」、連續走五個月後，肌力並沒有上升；但是用「間歇性快走」持續五個月後，肌力卻能提升17％，而且血壓下降10㎜Hg。❷

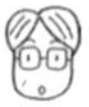

一天走1萬步對於提升肌力沒有任何幫助，是因為行走速度緩慢、肌肉負荷小，所以肌力才沒有增強。要提升肌力，需要透過快走、爬坡、爬樓梯，連續15分鐘加強肌肉的負荷。

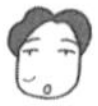

光是散步不行嗎？

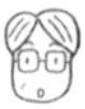

常常散步的話也可以。整天待在家裡，會讓體力逐漸流失。比起什麼也不做、大門也不出，散步要有用多了。

不過，只是在柏油路上慢慢走路，對於「提升肌力」來說毫無意義。

近年來沙土路越來越少，但走在有點起伏的沙土路上，有助於增加肌力。另外也不要用手扶梯代步，盡量走樓梯。

雖然勉強是大忌，不過等到培養出肌力以後，也可以到較矮的山上登山，但千萬要小心避免摔倒喔！

走路要先挺起背肌，視線放遠，步伐距離「盡可能大步」，並且「用腳跟著地」。手臂要彎成直角，大幅擺動。

「3分鐘快走」是有點吃力、呼吸急速且心跳加快的速度，快走後再「3分鐘慢走」，紓緩一下喘息和心悸，等狀態平靜下來以後，再繼續快步走。

快走3分鐘和慢走3分鐘算一組，目標是每天做5組、合計每天快走15分鐘，每週進行四天、合計快走1小時。如果是體力很差的人，請從每天1～2組開始做起。

可以利用通勤和購物的時間，將快走融入每天的例行事務。即使每週做不滿四天，也可以利用假日彌補，只要一週的快走合計起來滿1小時，效果都一樣。

超慢跑的作法

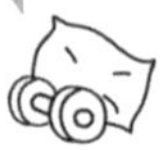

「超慢跑」是以可以和身邊的人交談的速度、緩慢跑步的運動，是福岡大學運動科學部教授田中宏曉教授提倡的方法。❽

基本姿勢是挺起背肌、視線放遠，到這裡都和快走一樣，但最大的差異是步伐和腳著地的技術。

超慢跑爲了減少負擔，步伐要縮短爲「20～30公分」，並採用腳趾根部先觸地的「前掌著地」法。慢跑與快走不同，會先懸空跳起，如果用腳跟著地，承受的衝擊會是前掌著地的三倍，導致腳跟和膝蓋疼痛。

在二〇一一年柏林馬拉松上打破世界紀錄的選手派屈克．馬卡烏就是用前掌著地。

在相同的距離內，快跑和慢跑的消耗量都一樣（跑1公里時每1公斤體重消耗1卡路里）。如果在不會生成疲勞物質乳酸的程度內緩慢跑步，多半不會感到疲累，儘管如此，消耗的能量卻是走路的約兩倍。大家可以從一天1公里開始嘗試，以5公里爲目標吧。

02 緩慢深蹲&收音機體操

肌力訓練只要做「緩慢深蹲」就好

「緩慢深蹲」的作法

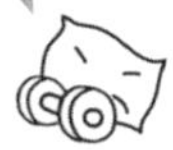

作法最簡單的重量訓練就是「緩慢深蹲」。

比起快速深蹲，緩慢深蹲更不容易造成膝關節疼痛，又能對肌肉施加負荷，可以有效增肌。[4]

姿勢是雙腿打開與肩同寬，雙手向前伸直，數1、2、3、4、5的同時吐氣，花5秒慢慢將膝蓋彎成直角，臀部往後拉、使膝蓋保持直角，靜止約2秒鐘並深深吸氣，接著再數5下慢慢站起來。

這個動作只要重複做5次即可。出聲數到5，可以發揮腹式呼吸法的效果。

一天做3組、每組5次就夠了。

緩慢深蹲可以打開體內的燃脂開關，散步前先做深蹲，短短散步10分鐘就能得到20分鐘的效果。只要在外出購物、上班、散步前深蹲，減肥效果就會加倍。散步後再喝牛奶，增強肌力的效果會更好。

另外，深蹲時也會做腹式呼吸，可以刺激副交感神經、穩定自律神經，促進血液循環，改善虛冷，排便也會更順暢。

深蹲可以鍛鍊全身的肌肉，尤其可以鍛鍊到行走時最重要的大腿前側大腿四頭肌，能夠防止絆倒、骨折，免於臥床不起。

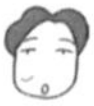
不必多做幾組嗎？

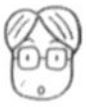
一下子全做完會導致膝蓋疼痛，所以1組5次、一天做3、4組就夠了，之後要記得「走路」喔！

走路可以鍛鍊全身的肌肉，對背肌、腹肌都有用，也會鍛鍊到平常不太會用到的肌肉。

雖然做剛才提到的「間歇性快走」也可以，不過只要踏踏實實地散步，那就足夠了。即便只是到處閒逛，也比坐著不動來得強。

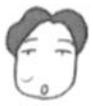
我有時候根本是足不出戶呢。

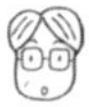
那可是萬病之源喔。工作時不要久坐不動，只是偶爾站起來到處走動一下，也很有效

果。

女性的尿道較短，而且生產後骨盆底肌群會鬆弛，容易造成漏尿（尿失禁），不過只要做深蹲，就能鍛鍊內收肌和相連的骨盆底肌群，防止漏尿。

漏便（糞便失禁）是因爲年紀增長、肌力下降而引起。65歲以上的男性有8.7%、女性有6.6%都有漏便的問題，發生率出乎意料地多。[5]

漏尿、漏便主要是起因於骨盆底肌群和肛門括約肌鬆弛，除了深蹲能鍛鍊肛門括約肌、預防漏便外，做「臀部體操」也可以有效鍛鍊這兩個肌群。

作法很簡單。每隔1秒鐘就縮緊、放鬆肛門和陰道，連續做15次；接著稍微休息一下，再縮緊不動3秒鐘，然後快速放鬆，重複做5次。[6]可以養成上廁所時順便做的習慣。

收音機體操是理想的全身運動

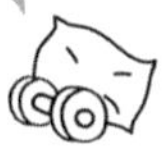

我在學期間參加過游泳社，爲了紓解壓力和健康管理，每天午休時都會游上1公里。

有時候工作太忙、沒空去運動中心時，我就會改做收音機體操。它可以將文書工作累積的疲勞一掃而空，推薦給大家。

只要利用YouTube等網路媒介，就能進行有音樂伴奏的收音機體操了。

收音機體操在短短3分鐘內就能做到多種運動，是非常理想的全身運動。

它可以調整歪斜的脊椎、提升肌力，讓血管年齡回春20歲[7]；也是一項不必在意天氣，在家就能做到的綜合運動。

請大家從今天開始實踐，養成簡單運動的習慣吧！

【收音機體操】

①伸背運動　②擺動手臂、曲伸雙腿　③轉動手臂　④挺胸　⑤身體側彎

⑥身體前後彎　⑦扭轉身體　⑧手臂上下伸展　⑨身體朝斜下方彎曲再挺胸

⑩全身畫大圈　⑪雙腳跳　⑫擺動手臂、曲伸雙腿　⑬深呼吸

03 優質的睡眠能消除疲勞

就寢前泡澡和拉伸可以誘發深度睡眠

擁有優質睡眠的絕招就是泡澡

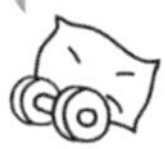

人類的作息會配合太陽系的週期，早中晚規律進食、入夜後就產生睡意。不過現代有全天營業的商店，還有大夜班……我以前當急診室醫師時，作息也沒有早晚之分，這樣的人特別需要費心促進高品質的睡眠。

生長激素是從晚上十點後的兩小時內分泌最旺盛。生長激素不只是攸關成長發育，也與成人各種細胞的生長有關，所以需要充足的睡眠。

而且有報告指出，人在剛入睡90分鐘內的深層睡眠（非快速動眼睡眠）中，生長激素會大量（80％）分泌。[8]最重要的是，不管在什麼時段睡覺，都要維持入睡後90分鐘睡眠黃金期的品質。

有個方法可以維持高品質睡眠：先泡澡提高身體的深層體溫（身體內部的體溫），等散熱時深層體溫下降，睡意就會來襲，得以進入深度睡眠。[9]

上晚班的人下班後不要淋浴，改用泡澡提高深層體溫，這就是優質睡眠的訣竅。

泡澡後的拉伸可以舒緩身心

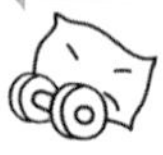

我在就寢前都一定會泡澡和拉伸。

泡澡時提高的深層體溫，會在拉伸期間慢慢下降，再加上拉伸的效果，身心都能充分放鬆，上床後只要幾分鐘就能入睡。

我在40多歲時，身體差到被牙醫宣告可能需要做全口假牙，但後來我開始做「眞向法」的伸展操後[10]，就恢復健康的身體了。

眞向法是長井津先生發明的健康體操法，每天只要用一點時間，做四種簡單的運動，就能矯正身體的歪斜，找回人原本擁有的柔軟度和自然治癒力，逐漸恢復健康。

眞向法是伸展有第二心臟之稱的小腿，讓下半身的血液往上回流，提高心臟功能。而且，別名第三心臟的橫隔膜上下運動，可以像水井的幫浦一樣，將腸胃和內臟的血液往上抽，改善腸胃功能和心肺功能。

這種伸展操推薦給呼吸困難、心悸、腸胃較衰弱的人。

• 首先介紹「眞向法・第一體操」：
①盤腿「雙腳腳掌相對」坐在地上，背部挺直。
②保持背部挺直的姿勢吐氣，同時「上半身往前鞠躬倒下」。
③接著再吸氣並慢慢恢復原狀。

• 接著介紹「眞向法・第二體操」：
①先將「雙腿並攏往前伸直」坐在地上，背部挺直，側面看起來姿勢呈「L型」。
②兩腳踝向後彎70度，讓腳跟向前凸，拉伸小腿。
③接著「上身往前彎」，吐氣的同時依序讓腹部、胸部、臉緊貼在腿上，再吸氣並恢復原狀。

• 「眞向法・第三體操」：和相撲力士的基本「劈腿體操」相同。
①先背部挺直坐在地上，雙腿朝左右大幅張開，以150度爲理想目標。
②保持劈腿的狀態，吐氣並「鞠躬行禮」。雙手在地上擺成八字往前滑，「吐氣的同時上半身前屈」，依下腹部、胸部、下顎的順序接觸地面。

③接著再吸氣並恢復原狀。

• 「眞向法・第四體操」：是跪坐往後彎的體操。

①先挺直背部坐在地上，採取臀部嵌在雙腿之間的「跪坐」（這個跪坐是江戶時代將軍大人的正座方法，可以矯正扭曲的腳踝和膝蓋，預防腳踝扭傷和膝蓋關節炎）。

②接著往後彎起雙肘撐在地上，讓上半身向後倒，直到雙肩著地後，雙臂往頭頂方向伸直，慢慢做多次腹式呼吸。

吐氣要拉長至5秒左右，吸氣則要縮短成2秒。

③之後雙手撐在腰側，抬起膝蓋，兩腿一一抽出來往前伸直、變成仰躺的姿勢，再抬起上身。

由這四種體操組成的眞向法，集合了現行伸展操的所有基礎，做起來並不困難，希望大家從今天開始嘗試實行。

剛開始身體可能還很僵硬，但做一陣子就會變柔軟了，重要的還是持之以恆。

＊

怎麼樣，太田先生，是不是變得更有精神了呢？

到今天剛好兩週，腸胃的狀態好多了，胃口好、睡得快，排便順暢，像在作夢一樣。

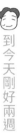

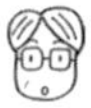
雖然胃口好，但還是要注意別吃太多喔。請養成這種飲食習慣。運動也和飲食一樣重要。因為你之前很少活動筋骨，所以從散步開始做起吧。

好！我今天就走路回家。

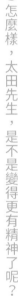

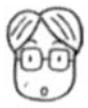
你說「走回家」，但你家離這裡有5公里吧？今天還是量力而為就好。太劇烈的運動會導致下半身疼痛，千萬不能逞強，這樣也會害七色飲食的效果減半。

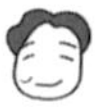
遵命！健康還是最重要的嘛！

【後記】

打造戰勝癌症和新冠病毒的心靈與身體

感謝各位願意閱讀到最後。

本書寫在二〇二〇年，全球正面臨新型冠狀病毒傳染病大流行，過著看不見一絲曙光的困苦日子，我們醫療從業人員也正在與新型冠狀病毒苦戰。

大家都需要重新評估飲食內容、運動、睡眠的生活習慣，養成足以戰勝病毒的免疫力，一起克服這場瘟疫。

二〇〇六年，靜岡縣立大學藥學系的山田浩教授等人發表研究成果，宣稱用綠茶漱口可以預防流行性感冒。

二〇〇九年新型流感肆虐時，他們以老人醫療設施的197名職員爲對象，進行「綠茶的流感預防效果」的臨床實驗，結果發現，只要服用含有綠茶成分的膠囊，感染率就會降低至三分之一。

新型冠狀病毒的傳染，至今仍威脅著全世界。在此期間，有項研究指出綠茶所含的「EGCG」，具有對抗新型冠狀病毒的作用。

「EGCG」是具有強烈抗菌作用的成分，在多種食物當中，只有綠茶含有這種成分。由於論文尚未經過審查，缺乏具體的評價，但現在也還沒有明確的療法、疫苗，所以愛喝茶的我都會在看診前先喝富含兒茶素的綠茶。

綠茶的抗菌作用，在P78已經介紹過了。

除了冠狀病毒以外，還有流行性感冒等許多威脅人類生活的「大敵」。人類為了對抗它們，才會陸續研發出有效的治療方法。

不過最重要的，還是提高人類本來就有的「免疫力」。如此一來，病毒就無法輕易入侵人體。

人類只要過了50歲，免疫力就會隨著年齡增長而下降。雖然藥物很重要，但千萬不可過度用藥，希望大家從改善飲食和生活開始，提高自己的免疫力。

本書所介紹的食物只要持續攝取兩週，必定生效，但是可不能一生效就停止攝取。哲學家亞里斯多德說過，「習慣造就人的性格與品行」，雖然各位不必想得那麼誇張，但「持之以恆」總是不無道理。

二〇二〇年八月

文獻一覽表

〈標記方法〉

單行本／著者名：著書書名 . 出版社 出版年 .
學術雜誌／著者名：論文標題 . 雜誌名 發行年分；冊（號）：頁 .
URL ／標題 http:// ～

序章
「白色食物」會引發各種疾病

1）山岸昌一：不想變老就戒速食 老化物質 AGE 的眞面目 . PHP 新書 2012 年 .
2） Li W, et al : An update on type 2 diabetes mellitus as a risk factor for dementia. Journal of Alzheimer's disease. 2016 May 3 ; 53（2） : 393-402.
3）山田悟：限醣的眞相 . 幻冬舍新書 二〇一五年 .
4）濱六郎：「戒藥方法」事典 疾病的成因、療法 . 三五館 二〇一七年 .

第 1 章
「綠色食物」可以預防癌症、失智症

1） Kuriyama S, et al : Green tea consumption and cognitive function : a cross-sectional study from the Tsurugaya Project. The American Journal of Clinical Nutrition 2006 ; 83（2）: 355-361.
2） Kuriyama S, et al : Green tea consumption and mortality due to cardiovascular disease, cancer, and all causes in Japan. The Journal of the American Medical Association 2006 ; 296（10） : 1255-1265.
3） Kurahashi N, et al : Green tea consumption and prostate cancer risk in Japanese men : a prospective study. The American Journal of Epidemiology 2008 ; 167（1） : 71-77.
4）島村忠勝昭和大教授：1996；http://www.ochaya.com/o157.htm
5） Cassidy A, et al : Intake of dietary flavonoids and risk of epithelial ovarian cancer. The American journal of clinical nutrition 2014 ; 100（5） : 1344-1351.
6）岩永剛：抗癌食品 . 癌與人 2005；32：12 － 14.
7） Mori N, et al : Cruciferous vegetable intake is inversely associated with lung cancer risk

among current nonsmoking men in the Japan Public Health Center （JPHC） study. The Journal of Nutrition 2017 ; 147（5） : 841-849.
8） Sobue T, et al : Cigarette smoking and subsequent risk of lung cancer by histologic type in middle-age Japanese men and women : the JPHC study. International Journal of Cancer 2002 ; 99 : 245-251.
9） Yang Q, et al : Improvement in stroke mortality in Canada and the United States, 1990 to 2002. Circulation 2006 ; 113（10） : 1335-1343.

第 2 章
「褐色食物」可以抗憂鬱

1）吉川敏一：最新維生素大全 . 主婦之友社 二〇〇八年 .
2）阿部達夫：維生素 B1 與中樞暨末梢神經的關聯－維生素 B 研究委員會討論會 維生素 B1 與神經 . 維生素 1971；43：192 － 193.
3） Berger A, et al : Similar cholesterol-lowering properties of rice bran oil, with varied γ-oryzanol, in mildly hypercholesterolemic men. European Journal of Nutrition 2005 ; 44 : 163-173
4）大川知之 , 等：γ －穀維素對更年期障礙的效果及陰道分泌物的影響 . 婦產科的世界 1965, 17, 179 － 183.
5）田口寛：菸鹼素研究的歷史－維生素研究的大突破 . 維生素 2001；75（2）：63 － 71.
6）大澤博：靠飲食治療心病 . 第三文明社 二〇〇三年 .
7）文部科學省科學技術學術審議會資源調查分科會報告：日本食品標準成分表二〇一五年版（七訂） 增補二〇一七年 .
8）世界衛生組織（WHO）：世界保健統計二〇一八年版
9） Yamamoto S, et al : Soy, isoflavones, and breast cancer risk in Japan. Journal of the National Cancer Institute 2003 ; 95 : 906-913.
10） Kanda A, et al : Association of lifestyle parameters with the prevention of hypertension in elderly Japanese men and women : A four-year follow-up of normotensive subjects. Asia Pacific Journal of Public Health 1999 ; 11 : 77-81.
11）生田哲：用吃喚醒大腦 . Science － I 新書 . SB Creative 二〇〇九年 .
12）小秋光男 , 等：生物機能變化造成的日間作息修飾－著重於運動睡眠與日間作息的關係－ . 中京大學體育學論叢 2003；45（1）：1 － 13.
13）日本憂鬱症學會治療指南 II. 憂鬱症（DSM － 5）／重性抑鬱疾患 二〇一六年 .
14） Krishnaiah M V, et al : Organic Zn and Cu interaction impact on sexual behavior, semen characteristics, hormones and spermatozoal gene expression in bucks （Capra hircus）.

Theriogenology. 2019 ; 130 ; 130-139
15）須見洋行 倉敷藝術科學大學機能物質化學科教授：造就日本人長壽體質的納豆，廣受世界矚目 . http://www.jafra.jp/sumi.html
16）納豆消耗量 2016 http://todo － ran.com/kiji/11483
17）藤田紘一郎：腸道決定壽命 . 海龍社 二〇一四年 .
18） Mu Q, et al : Leaky gut as a danger signal for autoimmune diseases. frontiers in immunology 2017 ; 8 : 598. Published online 2017 May 23. doi : 10.3389/fimmu.2017.00598

第 3 章
「黃色食物」特別能夠預防動脈硬化

1） Eat Butter. TIME 2014 ; 6.
2） Bang H O, et al : The composition of the Eskimo food in north western Greenland. The American journal of clinical nutrition. 1980 ; 33（12） ; 2657-2661.
3）厚生勞動省 日本人的飲食攝取基準策定檢討會報告：日本人的飲食攝取基準 二〇一五年版
4） Estruch R, et al : Primary prevention of cardiovascular disease with a mediterranean diet. The New England Journal of Medicine 2013 ; 368（14） : 1279-1290.
5）山嶋哲盛：沙拉油正在破壞大腦和身體 . Dynamic Sellers 出版 二〇一四年 .
6） Mateusz M Wilczek, et al : Cardiovascular disease and trans fatty acids : legal act necessary. Polski merkuriusz lekarski : organ Polskiego Towarzystwa Lekarskiego. 2018 ; 44（260） ; 71-74.
7）LOC － index.com：腦梗塞心肌梗塞的危險性－何謂氧化變性 LDL（LAB）？ . http://lox － index.com/about_lox － index/about_lab/
8）木庭新治 等：脂質代謝異常的病態與管理 . 脈管學 . 2006；46（4）：441 － 448.
9） Rong Y, et al : Egg consumption and risk of coronary heart disease and stroke : dose-response meta-analysis of prospective cohort studies. British Medical Journal 2013 ; 346 : e8539.
10）那須農場：大家都該知道的雞蛋故事－雞蛋是營養價值的資優生 http://www.nasufarm.com/topic/000014.html
11）生田哲：改變食物，就能改變大腦 . PHP 新書 二〇〇八年 .
12） Boonnoy P, et al : Alpha-tocopherol inhibits pore formation in oxidized bilayers. Physical chemistry chemical physics 2017 ; 19（8） ; 5699-5704.
13）厚生科學審議會：第 11 屆健康日本 21（第二次）推進專門委員會 資料 1 － 2「健康壽命的延伸與健康落差的縮小（2016）」二〇一八年三月

第4章

「紅、橙色食物」可以預防骨質疏鬆症、肌膚老化、痛風

1）大友通明：骨骼與肌肉回春的飲食方法 . 青春出版社 二〇一八年 .
2）厚生勞動省 平成 30 年簡易生命表 平均壽命的國際比較
3） Norrish A E, et al : Prostate cancer and dietary carotenoids. American journal of epidemiology. 2000 ; 151（2） : 119-123
4） Decarli A, et al : Vitamin A and other dietary factors in the etiology of esophageal cancer. Nutrition and cancer 1987 ; 10（1-2） : 29-37
5）三石巖：醫學常識全是謊言 分子生物學證明的「生命法則」. CREST 社 1997 年 .
6）西田光德：天然蝦紅素 . 幻冬舍 二〇一八年 .
7）富永久美、其他：蝦紅素對人類皮膚成纖維細胞的單態氧障礙防禦效果 . FOOD Style 21. 2009；13（1）：84 － 86.
8） Nakagawa K, et al : Antioxidant effect of astaxanthin on phospholipid peroxidation in human erythrocytes. British Journal of Nutrition. 2011 ; 105（11） : 1563-1571.
9）長木康典、其他：蝦紅素對視網膜血管血流量的影響 . 臨床醫藥 . 2005；21（5）：537 － 542.
10）塚原寬樹、其他：蝦紅素對肩血流量和肩膀僵硬的影響 . 診療與新藥 . 2009；46（4）：427 － 432.
11）本江信子、其他：預設日常生活的精神和肉體兩面的蝦紅素抗疲勞效果隨機比較實驗 . 臨床醫藥 . 2016；32（7）：577 － 591.
12） Earnest C P, et al : Effect of astaxanthin on cycling time trial performance. International Journal of Sports Medicine. 2011 ; 32（11） : 882-888.
13） Nishida Y, et al : Quenching activities of common hydrophilic and lipophilic antioxidants against singlet oxygen using chemiluminescence detection system. Carotenoid Science. 2007 ; 11 : 16-20.
14） Miki W, et al : Biological functions and activities of animal carotenoid. Pure and Applied Chemistry. 1991 ; 63 : 141-146.

第5章
「紫、黑色食物」可以預防老化、消除疲勞

1） Tsuda T, et al : Dietary cyanidin 3-O-β-D-glucoside-rich purple corn color prevents obesity and ameliorates hyperglycemia in mice. The Journal of Nutrition. 2003 ; 133（7）: 2125-2130.

2） Tsuda T, et al : Regulation of adipocyte function by anthocyanins ; Possibility of preventing the metabolic syndrome. Journal of Agricultural and Food Chemistry. 2008 ; 56（3）: 642-646.

3） Morazzoni P, et al : Activity of Myrtocyan, an anthocyanoside complex from Vaccinium myrtillus （VMA）, on platelet aggregation and adhesiveness. Fitoterapia 1990 ; 61（1）: 13-21.

4） Riso P, et al : Effect of a wild blueberry （Vaccinium angustifolium） drink intervention on markers of oxidative stress, inflammation and endothelial function in humans with cardiovascular risk factors. European Journal of Nutrition. 2013 ; 52（3）: 949-961.

5） Wu X, et al : Concentrations of anthocyanins in common foods in the United States and estimation of normal consumption. Journal of Agricultural and Food Chemistry. 2006 ; 54（11）: 4069-4075.

6） Vorob'eva I V, et al : Current data on the role of anthocyanosides and flavonoids in the treatment of eye diseases. Vestnik oftalmologii　2015 ; 13（5）

7）瀨川潔、其他：VDT 作業負荷造成的眼睛疲勞自覺症狀與調節功能障礙的山桑子花色素　食品的保護效果 . 藥理與治療 2013；4（2）：155 － 165.

8）若栄宣明、其他：藍莓的眼部機能改善效果 . 日本健康醫學會雜誌 2007；16（2）：44 － 48.

9） Rendeiro C, et al : Blueberry supplementation induces spatial memory improvements and region-specific regulation of hippocampal BDNF mRNA expression in young rats. Psychopharmacology. 2012 ; 223（3）: 319-330.

10） Renaud S, et al : Wine, alcohol, platelets, and the French paradox for coronary heart disease. The Lancet 1992 ; 339 : 1523-1526.

11）齋藤衛郎：法國悖論與歐洲悖論 . 營養學雜誌 1996；54（3）：223 － 226.

12） Liberale L, et al : Impact of red wine consumption on cardiovascular health. Current medicinal chemistry 2019 ; 26（19）; 3542-3566.

13） Giardina S, et al : Efficacy study in vitro : assessment of the properties of resveratrol and resveratrol + N-acetyl-cysteine on proliferation and inhibition of collagen activity. Minerva Ginecologica 2010 ; 62（3）: 195-201.

14） Taylor E J M, et al : Resveratrol demonstrates antimicrobial effects against

propionibacterium acnes in vitro. Dermatology and therapy 2014 ; 4（2）：249-257.
15） Ide T, et al : Sesamin, a sesame lignan, decreases fatty acid synthesis in rat liver accompanying the down-regulation of sterol regulatory element binding protein-1. Biochimica et biophysica acta. 2001 ; 1534（1）；1-13.
16）伊藤恭子、其他：可可萃取物 in vivo 的抗蝕成分特性掌握 . 日本農藝化學會誌 . 1997：71；52.
17）佐久間夕美子、其他：攝取巧克力對電腦操作後的疲勞感造成的影響 . 日本健康醫學會雜誌 2008；17（1）：13 － 19.

末章
適度的運動和優質睡眠，可以提升七色飲食的效果！

1）能勢博：健走的科學 . 講談社 二〇一九年 .
2） Nemoto K, et al. Effects of high-intensity interval walking training on physical fitness and blood pressure in middle-aged and older people. Mayo Clinic Proceedings. 2007; 82（7）: 803-811.
3）田中宏曉：跑步前的讀本 . 講談社 二〇一七年 .
4）小林弘幸：想用雙腿步入死亡，只要深蹲就好了 . 幻冬舍 二〇一七年 .
5） Nakanishi N, et al : Urinary and fecal incontinence in a community-residing older population in Japan. Journal of the American Geriatrics Society 1997 ; 45 : 215-219.
6）澀谷秋彥：「爽快撒尿」的建議 . 現代書林 二〇一八年 .
7）青山敏彥：最佳收音機體操 . 朝日新聞出版社 二〇一九年 .
8） Takahashi Y, et al : Growth hormone secretion during sleep. The Journal of clinical investigation. 1968 ; 47（9）: 2079-2090.
9）西野精治：史丹福式 最好的睡眠 . Sunmark 出版 二〇一七年 .
10）加茂眞純：究極的眞向法 . 祥傳社 一九八八年 .

Eurasian Publishing Group 圓神出版事業機構 用心與你對話．網野無限寬廣 如何出版社 Solutions Publishing

www.booklife.com.tw reader@mail.eurasian.com.tw

Happy Body 187

用七色飲食打造不生病的身體：
醫學博士親身實證！一週有感，兩週變健康！

作　　者／刑部恒男
譯　　者／陳聖怡
發 行 人／簡志忠
出 版 者／如何出版社有限公司
地　　址／臺北市南京東路四段50號6樓之1
電　　話／（02）2579-6600．2579-8800．2570-3939
傳　　真／（02）2579-0338．2577-3220．2570-3636
總 編 輯／陳秋月
主　　編／柳怡如
責任編輯／丁予涵
校　　對／柳怡如．丁予涵
美術編輯／簡瑄
行銷企畫／陳禹伶．曾宜婷
印務統籌／劉鳳剛．高榮祥
監　　印／高榮祥
排　　版／杜易蓉
經 銷 商／叩應股份有限公司
郵撥帳號／ 18707239
法律顧問／圓神出版事業機構法律顧問　蕭雄淋律師
印　　刷／祥峰印刷廠
2021年2月　初版

定價300元　ISBN 978-986-136-567-1　

隨著醫學的進步，人們的平均壽命逐漸拉長；但也有不少人臥床不起、失智症越來越嚴重。

倘若無法健康開朗地活著，那就只是過著「乏味的餘生」而已。

只要吃就能找回健康身體的「七色飲食」，是根據我長年的經驗，也是我的親身體會。

我想在人類最後的堡壘，也就是動手術的前一個階段，先設法用「飲食」來根治疾病。

願各位都能過著健康的人生！

——《用七色飲食打造不生病的身體》

國家圖書館出版品預行編目資料

用七色飲食打造不生病的身體：醫學博士親身實證！一週有感，兩週變健康！／刑部恒男 著；陳聖怡 譯. -- 初版 -- 臺北市：如何，2021.02
248 面；14.8×20.8 公分 --（Happy Bady；187）
ISBN 978-986-136-567-1（平裝）

1. 健康飲食　2. 健康法

411.3　109021101